Rainer Grießhammer
Der Klima-Knigge

Rainer Griesshammer, geboren 1953, Diplomchemiker, ist Stellvertretender Geschäftsführer des Ökoinstituts und Geschäftsführender Vorstand der Stiftung »Zukunftserbe«. Seit 2004 ist er Mitglied des Wissenschaftlichen Beirats der Bundesregierung »Globale Umweltveränderungen«. Bekannt geworden ist Grießhammer mit seinem Buch der »Der Öko-Knigge« (Hamburg 1984).

U. a. erschienen: »Ätzend. Ein Chemiebuch«, Berlin 2000.; »Schlechtwetter für unser Klima? Anregungen für ein neues Klimabewusstsein«, Düsseldorf 1991; »Wen macht die Banane krumm?«, Hamburg 1989.

Rainer Grießhammers Klima-Ratgeber versorgt den Leser mit vielen alltagstauglichen Tipps, die den privaten Energieverbrauch mindern und gleichzeitig den Geldbeutel schonen. Ohne Askese und persönlichen Verzicht anzumahnen, führt er den Ernst der Lage vor Augen und vermittelt so die Notwendigkeit eines raschen Handelns gegen den Klimawandel.

Der Klima-Knigge klärt auf über die Energieeffizienz von Haushaltsgeräten, Worte und Taten in der Politik und die Möglichkeiten eines jeden, sich am Klimaschutz zu beteiligen.

»Der Klima-Knigge ist ein unterhaltsamer Lebensleitfaden für alle, die dazu beitragen wollen, die Erderwärmung zu bremsen – und zwar heute und jetzt, nicht erst übermorgen.«
Deutschlandfunk

Rainer Grießhammer

Der Klima-Knigge

Energie sparen, Kosten senken, Klima schützen

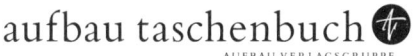

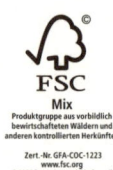

FSC
Mix
Produktgruppe aus vorbildlich
bewirtschafteten Wäldern und
anderen kontrollierten Herkünften

Zert.-Nr. GFA-COC-1223
www.fsc.org
© 1996 Forest Stewardship Council

ISBN 978-3-7466-7063-8

Aufbau Taschenbuch ist eine Marke der
Aufbau Verlagsgruppe GmbH

1. Auflage 2008
© Aufbau Verlagsgruppe GmbH, Berlin 2008
© Booklett. Brodersen & Company GmbH, Berlin 2007
Umschlaggestaltung morgen, Kai Dieterich
unter Verwendung einer Fotocollage von Christoph Krämer, b3K,
Hamburg und Frankfurt/Main (Fotos von Miele und Mauritius)
Druck und Binden CPI – Clausen & Bosse, Leck
Printed in Germany

www.aufbau-verlagsgruppe.de

Inhalt

Von Pinguinen und Menschen 7

Von Knigge zu Knigge 9
Cool werden! 13
Tatort Weltklima 28
Im Treibhaus 35
Die Fieberkurve der Erde 41
Wetter und Klima 47
Die Detektive des Weltklimas 51
Wenn der Meeresspiegel steigt 57
Das ewige Eis schmilzt 69
Knappes Wasser 75
Wie man in den Himmel kommt 78
Take a Walk on the Wild Side 81
Die neue Weltkarte 88
Politik im Fieberwahn 97
Klimaschutz – maßgeschneidert für Sie ... 104
Die Klima-Diät 115
Schöner wohnen 121
Sanieren und sparen 126
Schule machen 133
Geisterfahrer im Klima-Schutz 135
Sparwunder 143
Mit der Klimaanlage in die Klimakatastrophe 150
Klimaschutz beschleunigen – durch Tempolimit 153
Meine 80 Autos 157
Sensationell: 30 Milliarden Fahrradkilometer 163
Bahn frei für das Klima 167
Im Steigflug 171

Unter Strom stehen 175
Lassen Sie sich nicht blenden 179
Second life emissionsfrei ? 181
Fernsehgeräte 187
Waschmaschinen und Wäschetrockner 190
Eiskalt kalkulieren 193
Herde und Wasserkocher 197
Spülmaschinen 200
Man ist, was man isst 202
Klima-Knigge klimaschädlich? 209
Die Energiewende 214
Klimasünder Kohle 221
Erneuerbare Energiequellen 225
Wasserkraft 229
Wind of Change 231
Here Comes the Sun 233
Brot oder Benzin 237
Preschen Sie vor! 241
Anhang: Gut zu wissen 245
Schlagwortregister 250

Von Pinguinen und Menschen

Pinguine haben vieles mit uns gemein. Sie watscheln aufrecht auf zwei Beinen, leben gern mit Millionen Artgenossen in großen Kolonien, sind gesellig und kommunizieren miteinander durch trompetende Rufe und lautes Schnarren. Wir Menschen lieben Pinguine: Eishockey-Mannschaften sind nach ihnen benannt, Kühlschränke und sogar der englische Penguin-Verlag. Sie sind die Attraktion im Zoo, besonders beim Kaisermarsch, und tauchen in vielen Kinderbüchern auf.

Für den Umschlag dieses Buches mussten wir unseren Pinguin leider in den Kühlschrank stellen, denn in ihrem eigentlichen Lebensumfeld sind die Pinguine wie so viele andere Tiere durch den Klimawandel bedroht.

Von Knigge zu Knigge

Pinguine sind etwas altertümlich gekleidet und gehen noch im schwarzen Frack, so wie es der Freiherr Knigge vor über 200 Jahren in seinem Verhaltensführer »Über den Umgang mit Menschen« empfohlen hatte. Aber ist der Knigge heute noch aktuell?

Damals hatte noch niemand 240 Pferde unter der Motorhaube, sondern höchstens ein Pferd unter dem Hintern. Man kannte noch keine mit Erdöl oder Erdgas betriebene Heizung und auf die Malediven war auch noch niemand geflogen. Viele Verhaltensweisen von heute hätte der Freiherr nicht verstanden, sie aber mit Interesse näher unter die Lupe genommen, denn er wusste: »Man muß die Gemüthsarten der Menschen studieren, insofern man im Umgang mit ihnen auf sie wirken will.«

Alte Meister bedürfen in gewissen Abständen der Neuinterpretation. Vor 25 Jahren habe ich den Öko-Knigge geschrieben und viele Leser für den Umweltschutz begeistert. Kaum zu glauben, wie es damals aussah: Luft und Wasser hoch belastet, wilde Müllkippen, ein Chemie-Störfall nach dem anderen, Autos ohne Katalysator, Großkraftwerke ohne Entschwefelungsanlagen. In Deutschland stand noch die Mauer und den Öko-Knigge musste ich noch auf Schreibmaschine schreiben. Als Normalo hatte man noch keinen Computer, keine Mail, kein Handy, kein GPS und keinen iPod. So schnell können sich Gesellschaften ändern, wenn die Menschen es wollen.

Seit dieser Zeit ist viel geschehen. Millionen Bürger haben ein Bewusstsein dafür entwickelt, dass mit der Natur kein Raubbau betrieben und die Umwelt nicht durch einen unverantwortlichen Lebensstil belastet werden darf. Denn das schlägt auf uns zurück. So vermeiden wir heute giftige Holzschutzmittel im Haus, giftige Pestizide im Garten und Asbest in Turnhallen. Aber nach wie vor verschleudern wir die knappen Ressourcen dieser Welt, verbrennen wir in jedem Jahr so viel Öl, Kohle und Gas, wie die Natur in einer Million Jahre gebildet hat, und gefährden das Klima und uns selbst. Bei der größten Umweltgefahr der Menschheit funktioniert die übliche Lösungsstrategie nicht. Bisher reichten vergleichsweise einfache Maßnahmen aus, um ein Problem zu lösen – die Autos bekamen einen Katalysator, die Kraftwerke eine Entschwefelungsanlage und viele giftige Chemikalien wurden durch ungiftige ersetzt. Aber die jetzt anstehende Aufgabe ist eine wesentlich größere Herausforderung: Wir brauchen einen Strukturwandel von Wirtschaft und Gesellschaft, den Umbau der Industriegesellschaft zu hoher Energieeffizienz und zu den erneuerbaren Energiequellen Sonne, Wind, Wasser, Biomasse und Geothermie, wenn wir die dramatischen Folgen des Klimawandels aufhalten und künftig vermeiden wollen.

In 25 Jahren werden wir ungläubig auf heute zurückschauen: auf große Kohlekraftwerke ohne Abwärme-Nutzung, auf hochrisikoreiche Atomkraftwerke und auf Gebäude ohne Wärmedämmung; wir werden den Kopf über uns selbst schütteln, dass wir anfänglich die Drei-Liter-Autos nicht kaufen wollten und zögerten, uns eine Solar-Anlage aufs Dach zu stellen. Denn im Jahr 2032 hat sich die Solarwirtschaft längst als weltweit boomende und wachstumsstärkste Wirtschaftsbranche durchgesetzt. Und die Klima-Bewegung hat bei Millionen von Bürgern ein ganz anderes Bewusstsein geschaffen – die Verbraucher haben ihr Verhalten geändert, ihre Marktmacht genutzt und die Verhältnisse geändert.

Wer den Klima-Knigge gelesen hat, wird künftig ökoeffiziente Produkte bevorzugen, am Arbeitsplatz den Bezug von Ökostrom fordern und eine Schüler-Lehrer-Eltern-GmbH zur überfälligen Energiesanierung der Schule gründen. Er zeigt den konventionellen Stromversorgern die rote Karte und wechselt über zum Ökostromanbieter. Er wird mehr wissen als andere – zum Beispiel, dass die Wintertourismus-Branche unterhalb von 1 000 Metern künftig keine rechte Perspektive mehr hat oder der Computerfreak mit der Flatrate und als Avatar in der Second World so viel CO_2-Emissionen verursacht wie ein Brasilianer in seinem realen Leben. Und so wird der Leser auch klügere Entscheidungen als andere treffen.

Dafür findet er in diesem Buch jede Menge an guten Argumenten und Tipps: Im ersten Teil werden die Folgen der Erderwärmung, besichtigt. Wir begleiten Robert Swan auf seiner Fußwanderung zum Nord- und Südpol, stehen vor dem Grab des unbekannten Eisbären und erhalten Post von den versinkenden Malediven. Wenn wir Eisbären, Pinguine und Pazifikinseln bewahren wollen, werden wir einige Tonnen CO_2-Gewicht verlieren müssen. Grund genug für eine Klimaschutzdiät. Die habe ich für Sie im zweiten Teil maßgeschneidert, damit Sie wissen, wie Sie schon mit heutigen Marken-Produkten und bei gleichem Komfort viel Energie und Geld sparen und zugleich das Klima schützen können. Im dritten Teil werden Sie mit Argumenten versorgt, um die Wende zu Effizienz und Erneuerbaren Energien und eine nachhaltige Klimapolitik zu unterstützen. Die drei Teile können Sie in beliebiger Reihenfolge lesen. Aber lassen Sie nichts aus. Sie wollen ja auch noch andere überzeugen.

Übrigens: Die Pinguine helfen neuerdings sogar selbst beim Klimaschutz. Für den Kühlschrank gibt es jetzt kleine Alarmanlagen in Form eines Pinguins. Der arbeitet mit einem

Lichtsensor und warnt, wenn man den Kühlschrank zu lange offen lässt oder nicht richtig schließt. Im Klima-Knigge finden Sie natürlich noch weit effektivere Möglichkeiten, Energie zu sparen und die Pinguine leben zu lassen.

Freiburg im Juni 2007

Cool werden!

Stellen Sie sich das einmal vor. Die Welt hätte sich verändert – wir hätten Milliarden Euro eingespart, Millionen von Arbeitsplätzen geschaffen, würden als Verbraucher besser und mit weniger Kosten leben, hätten eine sichere Energieversorgung, die Kriegsgefahr um Öl und Gas beseitigt und die Armut erheblich verringert. Und dann käme heraus: Alles umsonst. Die Klimaforscher haben sich geirrt.

Vorerst sieht es anders aus. Düstere Wolken ziehen auf. Der Klimawandel – lange erforscht und lange diskutiert – ist in vollem Gang. Nach zwei gewaltigen Donnerschlägen weiß jeder Bescheid: Jetzt wird es ernst. Am 2. Februar 2007 veröffentlichte der Weltklimarat der Vereinten Nationen (IPCC – Intergovernmental Panel on Climate Change), in dem Wissenschaftler aus vielen Staaten den Stand der Forschung zusammentragen, seinen vierten Bericht. Darin warnten die Forscher in schonungsloser Klarheit vor einer weiteren Erderwärmung, die einen massiven Klimawandel auslösen würde. Als Verursacher machten sie den Menschen aus, der durch seinen stetig wachsenden Verbrauch an fossilen Energien – Kohle, Gas und Öl – den Ausstoß von Treibhausgasen, besonders Kohlendioxid (CO_2), sprunghaft erhöht habe.

Die Messungen der Forscher, ihre Modellberechnungen und klimageschichtlichen Vergleiche und die von ihnen bereits jetzt gemessene Erderwärmung bestätigen immer mehr ihre warnenden Prognosen – und dennoch: von tatkräftigen und tief greifenden Konsequenzen in Wirtschaft und Gesellschaft keine Spur.

Der Mensch hat vieles auf diesem Planeten verändert, er hat Werkzeuge konstruiert, die ihm erlauben, die Natur zu bearbeiten, einen Baum zu fällen und Feuer zu machen; er hat die Dampfmaschine und den automatischen Webstuhl erfunden, das Telefon, das Auto und das Fliegen, den Computer und das Internet und damit globale Kommunikationsströme und Transportwege eröffnet. Er kann mit Raketen zum Mond fliegen und in die genetische Struktur des Erbmaterials eingreifen. Er hat Dämme gegen Sturmfluten gebaut, Klärwerke errichtet und Alternativen zu den ozonzerstörenden Fluorchlorkohlenwasserstoffen erfunden, mit denen früher unsere Kühlschränke ausgerüstet wurden, als der spätere Nobelpreisträger Paul Crutzen diese Chemikalien als Zerstörer der Ozonschicht ausgemacht hatte. Der Mensch ist ein wahrhaft einfallsreicher Erfinder.

Jetzt aber – beim Klimawandel – sind andere Fähigkeiten von ihm gefordert und die hat er bisher nicht ausreichend entwickelt. Wenn der Klimawandel verhindert oder auch nur abgemildert und aufgehalten werden soll, müssen weltweite Vereinbarungen getroffen, muss global kooperiert werden. Amerikaner, Inder, Deutsche, Brasilianer, Australier, Türken und alle anderen müssen sich zusammensetzen und sich auf Ziele zur Verringerung des Ausstoßes von Treibhausgasen einigen. Ohne eine weltweite Energiewende mit effizienten Produkten, ohne eine Umorientierung auf erneuerbare Energien – Sonne, Wind, Wasser, Biomasse, Geothermie –, ist das nicht zu machen. Sonst wird die Erde immer stärker fiebern – mit gravierenden Folgen.

Es drohen Meeresspiegelanstieg und die Überschwemmung von Millionenstädten an den Küsten, das Versinken von Inselstaaten und Meeresversauerung, Dürren und Nahrungsmittelknappheit in vielen Ländern, Wetterextreme mit häufigeren und schweren Hurrikanen. Und das ist längst nicht alles.

Militärs warnen vor riesigen Flüchtlingsströmen, vor der inneren Destabilisierung vieler Staaten und der erhöhten Gefahr zwischenstaatlicher Konflikte – ein ungebremster Klimawandel ist ein großes Sicherheitsrisiko, dem mit klassischen militärischen Mitteln gar nicht beizukommen wäre.

Vielen Menschen machen die prognostizierten Folgen ebenso Angst wie die Forderung, ihre ölsüchtige industrielle Produktionsweise auf erneuerbare Energieträger umstellen zu müssen. Die Reichen dieser Welt sorgen sich, dass solche Veränderungen ihnen wirtschaftlich schaden und sie zu Verzichtleistungen zwingen würden. Länder wie China und Indien, deren Volkswirtschaften gerade stürmisch wachsen, wollen keine Emissionsbegrenzungen akzeptieren, weil sie fürchten, dass ihr Aufschwung dadurch ausgebremst werden könnte; sie empfinden eine solche Begrenzung als unfair, schließlich haben bisher hauptsächlich andere Länder – wie die USA und Europa – den hohen Treibhausgas-Ausstoß verursacht. Und die ganz Armen dieser Welt, wie viele Länder Afrikas, die am wenigsten zu dem ganzen Problem beigetragen haben, zahlen den Löwenanteil der Zeche: Ganze Landstriche des afrikanischen Kontinents sind dauerhaft von Dürre und Hunger bedroht.

Wenn der Mensch vor großen Aufgaben steht, neigt er zu großmäuligen Antworten – dann schlägt die Stunde der wissenschaftlichen Stammtischvorschläge, bei denen das ganze Problem mit einem einzigen Geniestreich gelöst werden soll. Besonders jene Vorschläge erfreuen sich einer großen Popularität, die eine rein technische Lösung versprechen, denn dann kann man gleich wieder zur Tagesordnung übergehen und weitermachen wie bisher. Und so werden jetzt auf den Gletschern riesige Planen ausgerollt, um ihr Abschmelzen zu verzögern; wird nach gigantischen Spiegeln verlangt, die

– im Weltall installiert – das Sonnenlicht zurückwerfen; soll die abkühlende Wirkung großer Vulkanausbrüche simuliert werden, indem man Millionen Tonnen Schwefel-Aerosole in die Luft bläst. Solche abenteuerlichen Vorschläge sind ebenso wenig durchdacht wie ihre möglichen Nebenwirkungen, oft sind sie auch noch teurer als sinnvolle energiepolitische Maßnahmen, mit denen man dem Klimawandel gegensteuern könnte. Die Kosten der Installation der riesigen Weltraumspiegel beispielsweise werden auf dreitausend Milliarden US-Dollar geschätzt.

Die Welt wird nicht durch Großlaborversuche gerettet, nicht durch die Hochrisikotechnologie Atomkraft, nicht durch das teure Abtrennen von Kohlendioxid aus Kraftwerksabgasen und seine hunderttausendjahrelange Deponierung (CCS) und auch nicht durch riesige Monokulturen von Zuckerrohr oder Mais für Biokraftstoffe, die den Menschen in anderen Teilen der Welt die Nahrungsgrundlage entziehen. Und, liebe Autofahrer: Wenn ihr wirklich Brennstoffzellenautos auf der Basis von solarem Wasserstoff fahren wollt, müsst ihr einfach noch zwanzig bis dreißig Jahre warten; bis dahin könnt ihr vielleicht das Fahrrad nehmen oder doch das Drei-Liter-Auto noch einmal ernsthaft in Erwägung ziehen.

Was uns die Folgen eines Klimawandels kosten würden, hat uns Nicholas Stern vorgerechnet, ehemals Chefökonom und Vizepräsident der Weltbank. Im Oktober 2006 veröffentlichte er seinen Report, den er im Auftrag der britischen Regierung erstellt hatte. Er berechnete die durch den Klimawandel verursachten Schäden mit Kosten von jährlich bis zu 20 Prozent des Bruttoinlandsproduktes (das Bruttoinlandsprodukt BIP bezeichnet die Leistungskraft der Volkswirtschaften) oder – in barer Münze ausgedrückt: – weltweit mit bis zu 5 500 Milliarden Euro. Die Kosten für angemessene Gegenmaßnahmen bezifferte Stern auf jährlich 1 Prozent des globalen Bruttoinlandsprodukts – wenn damit umgehend begonnen würde, bei jeder Verzögerung käme die Sache teurer. Die nüchternen Zahlen des Stern-Reports überzeugten auch die bis dahin eher skeptische Finanzwirtschaft und trugen wesentlich zum Stimmungsumschwung, besonders in der Politik, bei.

Das Deutsche Institut für Wirtschaftforschung bezifferte die Kosten für die deutsche Volkswirtschaft weitaus »vorsichtiger«, aber immer noch mit einer Gesamtsumme von 800 Milliarden Euro bis 2050.

Nach dem Klimaschutzplan der Bundesregierung (minus 40 Prozent CO_2 bis 2020) liegen die jährlichen Vermeidungskosten dagegen nur bei drei Milliarden Euro. Um dem Bundestag hier vielleicht schon einmal einen Prima-Klima-Tipp zu geben: Für den Klimasünder Flugverkehr wird – anders als für die Diesel-Lokomotiven der Bahn – bisher keine Mineralöl-Steuer erhoben, die Steuerausfälle liegen bei jährlich acht Milliarden Euro – da bietet sich doch etwas an, oder? Es ist schwer nachvollziehbar, warum zum Flugverkehr bisher vornehm geschwiegen wird, obwohl er mit weitem Abstand das klimaschädlichste Verkehrsmittel ist und nach allen Prognosen weltweit bis 2030 mehr zum Treibhauseffekt beitragen wird als der Straßenverkehr. Es ist zum in die Luft gehen!

In der Finanzwirtschaft wird derweil schon kühl analysiert, wie die Preise der fossilen Energieträger steigen und wer die Gewinner und die Verlierer des Klimawandels sein werden. Die Deutsche Bank Research geht davon aus, dass die Marktanteile und die Wettbewerbsfähigkeit der erneuerbaren Energieträger zunehmen werden. Zu den weiteren Gewinnern zählt die Deutsche Bank die Umwelttechnologien, den Maschinenbau, die Elektrotechnik und die Bauwirtschaft, zum

Beispiel für die »Beseitigung von Schäden nach extremen Wetterereignissen«. Auch ein Hinweis für die Hausbesitzer fehlt nicht, denn »in kaum einem anderen Bereich lohnt es sich so sehr, Investitionen in den Klimaschutz zu tätigen, wie bei der energetischen Sanierung von Gebäuden im Bestand. So rentiert sich in der Regel eine verbesserte Isolierung von Gebäuden schon nach wenigen Jahren«.

Das gilt ebenfalls volkswirtschaftlich – die meisten Energieeinsparmaßnahmen amortisieren sich oder werfen sogar Gewinn ab. Um nur zwei Beispiele zu nennen: Die EU-Kommission beziffert das Einsparpotential beim Energieverbrauch aller Mitgliedsländer der Europäischen Union durch sich selbst finanzierende Effizienzmaßnahmen auf 20 Prozent – die Energiekosten der EU würden damit jährlich um 100 Milliarden Euro sinken (bei einem angenommenen Erdölpreis von 48 US-Dollar pro Barrel); und wenn alle Menschen endlich lernen würden, ihre Elektrogeräte wirklich abzustellen, statt auf Standby stehen zu lassen, könnten allein in Deutschland Jahr für Jahr Stromkosten von vier Milliarden Euro eingespart werden.

1980 hat das Öko-Institut in einer Studie, die damals viel öffentliches Aufsehen erregte, für die Energiewende plädiert. »Wachstum und Wohlstand ohne Erdöl und Uran« hieß der Untertitel, der heute aktueller denn je ist: Ausstieg aus den fossilen Energieträgern Öl, Kohle, Gas und aus der Atomenergie, Energieeinsparung durch Effizienzsteigerung und die Deckung des verbleibenden, deutlich geringeren Energiebedarfs ausschließlich durch erneuerbare Energien. Trotz vieler Verbalattacken nach der damaligen Veröffentlichung und trotz aller Versuche der Energiewirtschaft, die Energiewende zu blockieren, ist sie inzwischen politisches Programm und auch in der Umsetzung überraschend weit vorangekommen. In den letzten zehn Jahren haben die erneuerbaren Energien mit staatlicher Unterstützung bei uns einen großen Aufschwung genommen; sie haben uns Wachstum und Arbeitsplätze beschert. Hinter den düsteren Wolken des Klimawandels lockt der blaue Himmel und scheint die Sonne. Mit der industriellen Revolution zu Effizienz und Erneuerbaren Energien wird die Energieversorgung sicher und klimafreundlich.

Besonders weit entwickelt sind die Effizienztechnologien. Während noch in den 1960er Jahren neue Einfamilienhäuser 30 bis 40 Liter Heizöl pro Quadratmeter schluckten, gibt es jetzt – seit Jahren schon – Passivhäuser mit einem Verbrauch von 1,5 Liter Öl pro Quadratmeter und Plusenergiehäuser, die sogar Energie abgeben und ins Netz einspeisen können; es gibt Solarkollektoren für das Warmwasser, Mini-Blockheizkraftwerke, das Drei-Liter-Serienauto und bei vielen Haushaltsgeräten gegenüber den 1980er Jahren eine Stromreduzierung um 50 bis 80 Prozent. Das alles ist ohne Mehrkosten zu haben, aber die Verbraucher verpennen den Fortschritt und das Geldsparen.

Der erste Schritt zur Energiewende ist durch immer energieeffizientere Produkte getan, aber werden die regenerativen Energiequellen – Sonne, Wasser, Wind, Biomasse, Geothermie – wirklich weitgehend den verbleibenden Energiebedarf decken können? Und das zu akzeptablen Preisen? Die Antwort heißt: Ja – mit vereinten Kräften und in mehreren Stufen. Die technischen und wirtschaftlichen Potentiale sind ausreichend. Die Wasserkraft trägt schon heute weltweit mehr zur Stromversorgung bei als die hoch gelobte Atomenergie – wussten Sie das? Die Windenergie boomt, die Produktionskosten fallen laufend und die günstigsten Windkraftanlagen sind schon jetzt wettbewerbsfähig. Biomasse »wächst schnell nach«, hat hohe Potentiale und umfasst weit mehr als nur die vieldiskutierten Bio-Treibstoffe. Immer mehr Hausbesitzer produzieren auf ihrem Dach Solarstrom, und das ist gut so, denn die Preise fallen mit der Marktausweitung.

Die Produktionskosten liegen derzeit bei etwa 50 Cent/kWh Strom, in einigen Jahren wird die Photovoltaik mit Haushaltsstrom (derzeit rund 20 Cent/kWh) konkurrieren können. Und nicht zu vergessen: Gas wird teurer, Öl wird teurer. Sonne, Wind und Wasser hingegen kosten nichts. Der Anteil der regenerativen Energieträger steigt laufend, schon bis 2020 werden fast 30 Prozent des Stroms aus erneuerbaren Energiequellen geliefert (bei gleichzeitigem Ausstieg aus der Atomenergie!). Das erreichbare Ziel heißt vereinfacht 50/50/50: Bis 2050 kann der gesamte Energieverbrauch durch Effizienzmaßnahmen um 50 Prozent gesenkt werden (Energiesparen ist die beste Energiequelle ...) und 50 Prozent des verbleibenden Energiebedarfs (Strom und Wärme) werden durch erneuerbare Energieträger abgedeckt.

Nun werden Sie sich fragen, warum die Energiewende nicht längst mit aller Kraft in die Wege geleitet worden ist, wenn sich alles so prima rechnet. Natürlich gibt es bei den Unternehmen Gewinner und Verlierer und dementsprechend auch Blockaden. Aber das reicht zur Erklärung nicht aus. Manchmal scheint der Mensch nicht nur ein entdeckungsfreudiger Erfinder, sondern auch ein paralysiertes Hasenherz zu sein, das nach der Maxime lebt: Lieber ein Schrecken ohne Ende als ein Ende ohne Schrecken ...

Nur die Franzosen besinnen sich von Zeit zu Zeit darauf, dass sie ein revolutionäres Erbe zu verteidigen haben. »Die Zeit für Halbheiten ist vorbei«, hat der scheidende französische Ministerpräsident Jacques Chirac, kurz vor Ende seiner Amtszeit, zu den großen Herausforderungen beim Klimaschutz getönt. »Es ist Zeit für eine Revolution: Die Revolution des Bewusstseins, die Revolution der Wirtschaft, die Revolution des politischen Handelns«. Die Worte sind ihm vermutlich leichter als anderen politischen Amtskollegen über die Lippen gegangen, da er wusste, dass er sie nicht mehr einlösen muss. Dennoch muss ich Bürger Chirac Recht geben – mit technischen Maßnahmen allein ist dem Klimawandel nicht beizukommen. Wir müssen den Übergang zu energieeffizienten Maßnahmen und zu den Erneuerbaren Energien beschleunigen und weltweit in die Wege leiten.

Aber für einen nachhaltigen Klimaschutz brauchen wir mehr als das. Wir brauchen eine gesellschaftliche Innovationsstimmung, die neben neuen Technologien den Willen zum Aufbruch in sonnigere Zeiten mobilisiert, klare energiepolitische Ziele und entsprechende staatliche Rahmenbedingungen setzt, wir brauchen eine Marktwirtschaft ohne Abwälzung der externen Umweltkosten auf die Gesellschaft sowie Änderungen im Konsum, im Bewusstsein und im Verhalten der Bürger – also bei uns allen.

Vielleicht gehören Sie zu jenen, die immer noch glauben, dass Sie dabei auf viele Annehmlichkeiten des Lebens verzichten müssen. Klimaschutz hört sich nach Pflichtprogramm an, nach Kargen und Knapsen. Kein Auto, kein Wäschetrockner, keine Fertiggerichte, nur Bücher zum Klimaschutz, die unter dem Licht von fahlblaublendenden Energiesparlampenstäben durchgeackert werden müssen. Die Älteren von Ihnen denken womöglich noch mit Schaudern an den Öko-Hype der 1980er Jahre, an Jutetaschenpflicht, kratzendgraue Wollpullis, verkorkste Körner-Burger und selbstgebastelte Solar-Gartenduschen. Aber lassen Sie sich nicht von solchen Antiquitäten blenden. Motten Sie Ihre Vorurteile ein und lesen Sie den Klima-Knigge. Als Klimaschützer haben Sie gleich viel Komfort, leben gesünder, geben weniger Geld aus, haben mehr Sicherheit und werden sich höchstens noch darüber aufregen, dass Sie sich nicht schon längst für ein besseres Leben entschieden haben. Zu dieser Anleitung zum Glücklichsein möchte der Klima-Knigge seinen bescheidenen Beitrag leisten.

Global denken – lokal handeln, so hieß ein Umweltslogan der 1970er Jahre und eigentlich ist der immer noch gültig. Trotz aller Vereinbarungen und Proklamationen steigt der weltweite Energieverbrauch von Jahr zu Jahr an, besonders rasant in den bevölkerungsreichen Schwellenländern China und Indien. Aber auch in den hoch entwickelten Industriestaaten, in den meisten Städten, Unternehmen und Haushalten gibt es bisher nur bescheidene Klimaschutzmaßnahmen. Mit dem Klima-Knigge können wir Verbraucher da schon mal vorpreschen.

Wir müssen nicht wie das Kaninchen vor der Schlange zuhause auf dem Sofa vor den Fernsehbildern sitzen, die uns Hurrikane, Überschwemmungen, Ströme von Klimaflüchtlingen oder sonstige Bilder der Katastrophe zeigen. Das achselzuckende Da-kann-man-ja-doch-nichts-machen gilt nicht und stimmt nicht. Auch wenn der Klimawandel global verursacht wird, auch wenn darum gerungen werden muss, dass die USA und andere Verweigerer beim Klimaschutz mit ins Boot geholt werden, auch wenn unbestreitbar große Struktur- und Technologie-Veränderungen notwendig sind – Sie als Verbraucher sind gefordert und können eine Menge tun. Und Sie haben Nachholbedarf!

Die Zeiten haben sich geändert. Vor Jahren konnte man Unternehmen noch boykottieren, weil Sie so schlechte Produkte hergestellt haben. Inzwischen hat die Wirtschaft dazugelernt und ist mit vielen energieeffizienten Produkten auf dem Markt, aber sie werden nicht gekauft, selbst die nicht, die gleiche Qualität bei niedrigeren Kosten zu bieten haben.

Dass die Emissionen nicht oder nur langsam zurückgehen, hat wesentlich mit dem Verhalten der Konsumenten, mit Ihnen, zu tun. Die bisherigen Effizienzgewinne durch neue Produktentwicklungen oder schärfere Gesetze wurden durch mehr Konsum wieder zunichte gemacht: In den letzten zehn Jahren sind die Deutschen mehr Auto gefahren, haben mehr Strom verbraucht und den Bedarf an Heizenergie durch mehr Wohnraum pro Nase gesteigert. Sisyphus lässt grüßen.

Als freie Bürger wollen wir zu Recht, dass der Staat uns nicht vorschreibt, wie viele Quadratmeter Wohnfläche und welche Raumtemperatur wir uns erlauben dürfen, wie viele Kilometer wir mit dem Auto fahren und wie oft wir einen Fernflug buchen dürfen. Das liegt in unserer Hand und in ihr die großen CO_2-Emissionen, da müssen wir schon selbst handeln.

Künftig brauchen wir nicht nur den Boykott schlechter Produkte, sondern immer dringender auch den Buykott, den Kauf der guten Produkte. Die Scheckkarte ist Ihr Hebel im Klimaschutz! Auf den Seiten dieses Buches werde ich Ihnen zeigen, was Sie tun können, um Ihren Beitrag zum Klimaschutz zu leisten, Geld zu sparen und hier und da das zähe Geschäft der Politik voranzutreiben. Der Klima-Knigge steht Ihnen dabei zur Seite. Er übersetzt die globale Ebene auf uns bekannte lokale Erfahrungen – und umgekehrt. Von Knut, dem Liebling aller Deutschen, kommen wir zum Eisbärsterben in der Antarktis. Mit Olympiasieger Georg Thoma wissen wir endlich, warum bestimmte Wintersportrekorde ewig halten – weil die Schneegrenze immer höher wandert und der 100-Kilometer-Skilanglauf im Schwarzwald immer seltener stattfinden kann. Und die »Gewinnwarnungen« des Klima-Knigge werden dem Einen oder Anderen von Ihnen helfen, sein Geld nicht an verlorene Projekte zu verschleudern, beispielsweise durch den

Kauf einer Wohnung in potentiellen Überflutungszonen oder durch den Erwerb eines spritfressenden Autos, das sie in einigen Jahren nur noch mit Verlust verkaufen könnten.

Aber lenkt der Klima-Knigge – die Aufforderung an jeden von uns, auch selbst zu handeln – nicht davon ab, dass Politik und Unternehmen die wesentlichen Hebel in der Hand haben? Alles Engagement der Verbraucher, höhnen die ganz Radikalen, dient der »großen Politik« doch nur dazu, erst recht auf den bisher eingeschlagenen Wegen einfach weiter zu machen. Hat sie nicht kürzlich erst wieder eine neue Braunkohlekraftwerksdreckschleuder genehmigt? Die Steuerbefreiung für den Flugverkehr beschlossen? Die großen Spritfresser davonkommen lassen?

Stimmt, hat sie. Unbestreitbar gilt deshalb: Wir müssen nicht nur unser Verhalten, sondern auch die Verhältnisse ändern. Allerdings sollten wir uns dabei auch nichts vormachen. Denn, liebe Zeitgenossen, sind wir nicht Teil dieser Komplizengemeinschaft des ewigen Weiter-So? Die Meisten von uns beziehen munter Kohle- und AKW-Strom, obwohl es leicht wäre, auf Ökostrom umzusteigen. Ohne Nachdenken und Murren akzeptieren wir, die Steuer-Zahler, die Milliarden-Subventionierung der Billigflieger. Wer für die Erhöhung der Ökosteuer plädiert, erhält ein klares Jein zur Antwort. 60 Millionen Wähler geben jeden Tag ihren Wahlschein in Form von Geldscheinen an der Ladenkasse ab, kaufen die großen Autos, lassen die Haushaltsgeräte fast rund um die Uhr auf Stand-by laufen und glauben zur Fußballweltmeisterschaft unbedingt einen Riesen-Plasmafernseher mit Megastromverbrauch erstehen zu müssen.

Aber das muss nicht so bleiben, wie es derzeit ist. In unserem Zwei-Personen-Haushalt haben wir all die typischen Geräte – vom Kühlschrank über den Wäschetrockner, den DVD-

Rekorder, über Computer, Monitor und Drucker bis zur Espresso-Maschine und DSL-Telefonanlage –, die heute das Leben erleichtern und oft angenehmer machen. Und trotzdem verbrauchen wir 45 Prozent weniger Strom als ein vergleichbarer Haushalt. Die heutigen Öko-Produkte haben eine hohe Qualität. Plus-Energie-Häuser und Passivhäuser sind High-Tech-Häuser, die Holzpellet-Heizung läuft wie jede Zentralheizung automatisch, gute Niedrigverbrauchsautos finden Sie bei vielen Markenherstellern, der Strom sparende Computer-Flachbildschirm ruiniert nicht mehr das ganze Wohndesign und – kaum zu glauben – Energiesparlampen gibt es inzwischen in jeder Form und Größe und als »extrawarmweiß« im heimeligen Glühlampenlicht.

Auch Ihr Geld können Sie komfortabel für sich arbeiten lassen: Viele Ökofonds werden von renommierten Großbanken angeboten und haben besser abgeschnitten als die konventionellen Fonds. Bio-Produkte gibt es jetzt in fast jedem Supermarkt, auch als Fertiggerichte. Da kommen Sie auf den Geschmack, ganz nebenbei sind solche Produkte auch noch klimafreundlicher. Und wenn Sie häufiger Fahrrad fahren wollen: Dafür gibt es jetzt endlich moderne Modelle mit Nabendynamo und Rollenbremsen, bei denen Licht und Bremsen immer funktionieren – wie bei einem Auto.

Das mag ja sein, werden Sie sagen, aber ist das nicht alles teurer? Nicht beim Klimaschutz. Seit den 1980er Jahren wurden viele Produkte verbessert und die Kosten deutlich gesenkt. Es lohnt sich, nicht nur die Kaufpreise, sondern auch die Energiekosten und damit die Gesamtkosten zu vergleichen. Wirklich teurer sind nur noch wenige Produkte wie etwa Bio-Lebensmittel. Bei den energieverbrauchsarmen Produkten und Aktivitäten hingegen sparen sie sogar Geld – besonders viel mit Niedrigverbrauchsautos, Energiesparlampen und bei Elektrogeräten mit Power-Off-Funktionen, die das Strom zehrende Stand-by verhindern. Ein Klima-Knigge-Haushalt kann schon mit heutigen Markenprodukten bester Qualität 2000 bis 3000 Euro pro Jahr sparen. Davon könnten Sie locker die tatsächlichen Mehrkosten von einem ganzen Jahr Bio-Lebensmittel-Einkauf bestreiten oder sich 10 000 Bio-Eier in den Kühlschrank legen. Die einschlägigen Vergleichsrechnungen finden Sie im Klima-Knigge. Sie basieren alle auf heutigen Strom, Benzin- und Heizölpreisen. Wenn Sie das Buch lesen, werden die vermutlich schon wieder gestiegen sein – und damit werden alle hier durchgerechneten Vergleiche noch günstiger für Sie ausfallen.

Das Hauptproblem beim privaten Klimaschutz ist die knappe Zeit. Man lebt ja nicht in der Hängematte, sondern in der Flatrate – dauernd angeschaltet: nach der Arbeit kurz ins Fitness-Zentrum, dann essen gehen, danach ins Kino, zur LAN-Party oder rumbloggen oder die Digital-Fotos von der letzten Städtereise ausdrucken. Für Klimaschutz bleibt da keine Zeit, erst recht nicht, wenn man sich vorher gründlich informieren will. Diese Arbeit nimmt Ihnen der Klima-Knigge ab; er ist so etwas wie eine Tischvorlage für schnelle Entscheidung und zügige Umsetzung. Hier erfahren Sie, wo die dicken Brocken sind – der Ferienflug nach San Francisco beispielsweise, denn der entspricht dem Treibhauseffekt von 500 000 Plastiktüten –, welche Maßnahme wie viel an Einsparungen bringt, was schnell geht und leicht fällt und was mehr Aufwand und Investitionen benötigt. Unterstützt werden Sie von einem (Klima-)Diät-Plan, den Sie – wie jeden guten Diätplan – auf Ihre speziellen Anforderungen und Ihr persönliches Umfeld abstimmen können. Ohne Mehrkosten und ohne Komfortverzicht können Sie damit bis zu 40 Prozent der Treibhausgase reduzieren, die für die Erderwärmung und den Klimawandel verantwortlich sind. Das ist doch schon etwas!

Aber der Klima-Knigge kauft nicht nur energieverbrauchsarme, sondern auch fair hergestellte Produkte. Denn der ungebremste Klimawandel ist zwar ein riesiges Problem, wir sollten darüber aber nicht vergessen, dass er leider nicht die einzige gigantische Aufgabe ist, vor der wir Menschen stehen. 1,3 Milliarden Menschen leben von weniger als einem Dollar pro Tag, 850 Millionen Menschen sind unterernährt und 1,2 Milliarden Menschen haben keinen sicheren Zugang zu sauberem Wasser. Nach wie vor gibt es gefährliche Industriechemikalien und Pestizide, Risikotechnologien wie Atomkraft oder die Gentechnik in der Landwirtschaft, hohen Flächenverbrauch, Feinstaub oder Lärm. Viele Klimaveränderungen werden gerade durch eine Kombination von Umweltbelastungen verursacht. Klimaschutz, das ist die gute Nachricht zum Schluss, löst oft mehrere dieser Probleme gleichzeitig.

Tatort Weltklima

Frösche sind ziemlich blöd. Wenn man sie in einen Topf mit Wasser stellt, das Wasser erwärmt und langsam zum Kochen bringt, springen sie nicht aus dem Kochtopf, sondern sie sterben. Sie können nur deutliche und sprunghafte Veränderungen in der Außentemperatur registrieren, beispielsweise wenn der Storch einen Schatten wirft und die warme Sonne verdeckt.

Um wie viel intelligenter sind dagegen wir Menschen: Wir können die Bedrohung schon Jahrzehnte früher vorhersagen. Wir tun uns mit anderen Menschen zusammen, analysieren die Gefahren sorgfältig, registrieren in Tausenden von Messungen, Rechenmodellen, Prognosen die feinsten Veränderungen und wahren dabei jederzeit den Überblick über die Gesamtentwicklung. Dann trommeln wir mit Kochlöffeln laut an den Topf, dass alle es hören, lehnen uns kurz über den Topfrand und stellen die Flamme höher. Das ist der große Unterschied.

Jahrelang haben wir uns in Bezug auf den Klimawandel genau so verhalten wie die Frösche. Erst die Berichte des Weltklimarats IPCC von 2007 haben uns aufgeschreckt und uns bewusst gemacht, dass wir die Flamme immer höher drehen. Eigentlich wussten wir schon viel früher, dass unser Lebensstil und unsere Produktionsweise zur Erderwärmung führen und das Klima aus dem Lot bringen. Erste Berechnungen dazu haben schon vor mehr als hundert Jahren stattgefunden. Aber wie so oft, wenn eine Diagnose erhebliche Veränderungen erforderlich macht, will es keiner so genau wissen.

Der Treibhauseffekt von Kohlendioxid wurde schon 1824 von dem französischen Mathematiker und Physiker Jean-Baptiste Fourier beschrieben. Und bereits 1896 berechnete der schwedische Nobelpreisträger Svante Arrhenius mit einem einfachen physikalischen Modell, dass eine Verdopplung der CO_2-Konzentrationen zu einer Temperaturerhöhung von etwa 4 bis 6 Grad führen könnte. Das Kohlendioxid hat eine überraschend niedrige Konzentration in der Luft, die heute bei etwa 0,038 Prozent liegt. Bei so kleinen Zahlen gibt man das Verhältnis meist nicht mehr in Prozent an (= Teil pro Hundert), sondern als ppm (Teil pro Million; englisch parts per million). 0,038 Prozent sind dann 380 ppm. Aber da es im 19. Jahrhundert noch keine systematischen Messungen gab, wurde die Warnung nicht besonders ernst genommen. Erst mehr als hundert Jahre später hat die Menschheit begriffen, dass die Zukunft der Erde davon abhängt, ob es uns gelingt, einen dramatischen Klimawandel zu verhindern.

Ende der 70er Jahre diagnostizierte erstmals eine große Wissenschaftsorganisation – die amerikanische National Academy of Science – den Klimawandel. Ende der 80er Jahre nahmen die Berichte zu. 1988 gründeten die UNEP (das Umwelt-Programm der Vereinten Nationen) und die World Meteorological Organization (WMO) den Weltklimarat, genau gesagt den Interstaatlichen Ausschuss zur Erforschung der Klimaveränderung (IPCC – Intergovernmental Panel on Climate Change), dem Wissenschaftler aus vielen Staaten angehören, die den Stand der Forschung sichten und über die weitere Entwicklung öffentlich berichten. 1989 warnten das Öko-Institut und der Autor des »Klima-Knigge« in dem Buch »Ozonloch und Treibhauseffekt« vor dem Klimawandel. 1990 erschien der erste Klimabericht des IPCC, weitere Berichte folgten 1996, 2001 und 2007.

Trotz dieser geballten wissenschaftlichen Erkenntnisse gibt es (bis heute) die Fraktion der Klimaskeptiker, die alle Warnungen vor dem Klimawandel für herbeigeredete Weltuntergangsstimmungsmache halten. Bei allen großen Umweltproblemen der letzten Jahrzehnte – ob es um die Warnung vor der Anreicherung giftiger Chemikalien in der Nahrungskette und beim Menschen ging, um Sauren Regen, um das Waldsterben oder das durch Fluorchlorkohlenwasserstoffe gerissene Ozonloch, immer gab es Skeptiker, überwiegend, wenngleich nicht ausschließlich, aus dem Lager der Verursacher dieser Probleme. Nie haben sie Recht gehabt. Dennoch: Die Erde samt Lufthülle und Sonneneinstrahlung ist ein höchst kompliziertes Ökosystem, dessen Zusammenhänge wir zwar immer besser erforschen und verstehen, aber bei weitem nicht vollständig kennen. Man muss die Argumente, die gegen den Klimawandel und seine prognostizierten Folgen sprechen, schon sorgfältig prüfen – Skepsis gehört zum Handwerkszeug des Wissenschaftlers und des kritischen Bürgers. Ärgerlich ist allerdings, dass eine Reihe von Klimaskeptikern in den USA aus professionell aufgestellten Lobbyorganisationen wie etwa dem Coalition Policy Project stammten, das von Öl- und Autofirmen wie BP, Shell, Ford oder Daimler-Chrysler finanziert wurde. Erst nach Bekanntwerden und öffentlichem Protest stellten die Unternehmen die Finanzierung der »Profi-Kritiker« ein.

Beispiele für ihre Argumente sind: Die weltweiten Wetterstationen liegen überwiegend in Städten und liefern durch die Abwärme der Städte verzerrte und erhöhte Messwerte (ist durch Kontrollmessungen und Messungen auf den Ozeanen widerlegt); die Erhöhung der CO_2-Konzentrationen sei gar nicht auf die Verbrennung fossiler Energieträger zurückzuführen (ist durch Isotopen-Messungen längst widerlegt); der Klimawandel habe ja auch positive Seiten (das wird auf irgendeinem Fleckchen der Erde vermutlich auch so sein), aber – soll uns das etwa über die weltweiten Schäden hinwegtrösten?

Aber selbst von jenen, die die bitteren Folgen des Klimawandels besser als andere einschätzen können, kommen zuweilen problematische Empfehlungen zur Behebung der Krise. Der Nobelpreisträger Paul Crutzen, der vor Jahren entdeckt hat, dass wir die Ozonschicht durch Fluorchlorkohlenwasserstoffe zerstören, genießt unter Umweltschützern wegen seiner wissenschaftlichen Verdienste und seinem umweltpolitischen Engagement hohe Anerkennung. Nun aber hat Crutzen seine Reputation durch einen höchst fragwürdigen Vorschlag zur Lösung des Klimaproblems beschädigt. Crutzen möchte die Folgen von großen Vulkanausbrüchen simulieren, weil diese durch den Ausstoß von vielen kleinen Aerosolteilchen bzw. Feinstaub zu einer (vorübergehenden) Abkühlung der Erde beitragen könnten. Schwefel oder Schwefelwasserstoff soll mit Ballons in die Stratosphäre transportiert und dort verbrannt werden. Das entstehende Schwefeldioxid würde sich über anschließende chemische Reaktionen in Sulfat umwandeln. In der Stratosphäre, die etwa 14 Kilometer über dem Erdboden beginnt, würde das Sulfat feinste Partikel bilden, die als Aerosole das Sonnenlicht teilweise in den Weltraum zurückwerfen. Schon die hohen Kosten von jährlich etwa 25 Milliarden US-Dollar sprechen gegen diesen Vorschlag, noch mehr aber die Risikoverlagerung. Die Menschen in den Millionenstädten der Entwicklungs- und Schwellenländer, die heute unter hoher Luftbelastung leiden und daran erkranken, würden dem Professor sicherlich etwas husten. Kurioserweise könnten die Sulfat-Teilchen übrigens auch die Ozonschicht schädigen, für deren Erhalt Paul Crutzen jahrelang gekämpft hat.

Unangenehm wird es durch die Klimaveränderung auf jeden Fall – für viele Regionen der Welt geht es um die Existenz.

Und die Frage ist, welche Konsequenzen wir Menschen aus der Diagnose der Klimaforscher ziehen werden und welche wir noch ziehen können. Unmissverständlich mahnen die wissenschaftlichen Diagnosen: Wenn wir weiterhin eine solche Menge an Treibhausgasen, besonders Kohlendioxid, ausstoßen, wie wir es in dem letzten Jahrhundert getan haben, werden wir bei bis zu 3 Grad Erderwärmung landen. Durch die Verbrennung von Milliarden Tonnen Kohle, Gas und Öl seit der Industrialisierung ist die Konzentration von Kohlendioxid um fast 40 Prozent auf 380 ppm angestiegen. Wie die Messungen in Eisbohrkernen zeigen, gab es in den letzten 650 000 Jahren noch nie so eine hohe CO_2-Konzentration. Die Erdtemperatur ist schon um fast ein Grad gestiegen und wird ohne energiepolitische Gegenmaßnahmen bis Ende des Jahrhunderts um weitere zwei bis vier Grad steigen. Solche schnellen Fieberschübe in einer erdgeschichtlich gesehen kurzen Zeitspanne gab es in der Menschheitsgeschichte bisher nur durch riesige Naturkatastrophen. Auf Veränderungen im Laufe von Jahrtausenden können sich Tiere, Pflanzen und Menschen einstellen – aber schlecht auf massive Veränderungen innerhalb von wenigen Jahrzehnten.

Der Treibhauseffekt durch den Ausstoß von Kohlendioxid und anderen Treibhausgasen wird im Erdsystem abgepuffert (zum Beispiel durch die Ozeane oder das langsame Schmelzen der Eismassen) und wirkt sich erst mit einer zeitlichen Verzögerung aus. Das aber bedeutet, dass schon die bereits als unvermeidlich erachtete und damit tolerierte Erderwärmung um zwei Grad massive Auswirkungen haben wird. Selbst wenn die jährlichen Emissionen auf dem Stand von 2000 blieben (sie sind inzwischen aber schon gestiegen ...), würde die Temperatur noch weiter ansteigen. Der Weltklimarat hat uns in seinen Berichten darüber aufgeklärt, wie sich

das Leben auf diesem Planeten bei einem weiteren Temperaturanstieg nach und nach verändern würde:
- Unterhalb von 1,5 Grad (wohlgemerkt: dieser Temperaturanstieg ist kaum noch zu vermeiden!) werden sich Schäden durch Hochwasser und Stürme verstärken. In trockenen Gebieten nehmen lange Dürreperioden zu, hunderte Millionen Menschen werden an Wassermangel leiden, viele andere – je nach Weltregion – an Hitzestress, Überflutungen, Unterernährung, Durchfall, Infektions- und anderen Erkrankungen. Doch nicht nur die Menschen sind bedroht, sondern auch die für unser Überleben notwendige und herrliche Artenvielfalt an Tieren und Pflanzen wird erheblich dezimiert.
- Ab 1,5 bis 3,5 Grad (dieser Temperaturanstieg ist nur mit größter Anstrengung zu vermeiden!), sind die Folgen noch gravierender. Hunderte Millionen Menschen sind durch Überflutungen der Küsten gefährdet. In vielen Regionen der Welt kommt es zu einem Rückgang der Ernteerträge. Die Eisschilde Grönlands und der westlichen Antarktis beginnen massiv abzuschmelzen, der Meeresspiegelanstieg ist unumkehrbar und wird über viele Jahrhunderte weitergehen.
- Bei einem Temperaturanstieg von mehr als 3,5 Grad in einem Jahrhundert sind die Auswirkungen so massiv, dass alle Ökosysteme und die Menschheit mit einer Anpassung überfordert sind.

Um eine solche Katastrophe zu verhindern, halten die Klimaforscher – und mittlerweile auch die G8-Staaten inklusive den USA – eine Begrenzung der Erderwärmung auf höchstens zwei Grad Celsius seit der Industrialisierung für unumgänglich. Dafür müssten die Treibhausgas-Emissionen bis 2050 weltweit um 50 Prozent gesenkt werden – und das bei zunehmender Weltbevölkerung und der Notwendigkeit wirtschaftlichen Wachstums in den Entwicklungs- und Schwellenländern. Auf jeden Einzelnen von uns übersetzt hieße das: Jeder Mensch auf dieser Erde dürfte nicht mehr als zwei Tonnen CO_2 pro Jahr ausstoßen. Ein Deutscher trägt derzeit mit mehr als 10 Tonnen CO_2-Ausstoß zum Klimawandel bei, ein Amerikaner mit mehr als 20 Tonnen – solche Zahlen lassen ahnen, wie schwierig eine Änderung unserer Produktions- und Lebensweise durchzusetzen sein wird. Aber ohne Änderungen wird der Klimawandel furchtbar.

Im Treibhaus

> *Wer schon weiß, wie der Treibhauseffekt funktioniert und dass die Menschheit in einem Jahr jene Menge an Kohle, Gas und Öl abfackelt, für deren »Produktion« die Natur eine Million Jahre gebraucht hat, wer schon weiß, dass der Ausstoß von Kohlendioxid die Weltmeere versauern und das Abschmelzen des Grönlandeises den Meeresspiegel um sieben Meter ansteigen lässt – wer all das schon weiß, der kann die folgenden Seiten auch überspringen und gleich das Kapitel »Klimaschutz – maßgeschneidert für Sie« aufschlagen.*

Alle Welt schimpft auf den Treibhauseffekt. Da müssen wir ihn nun doch einmal in Schutz nehmen, denn im Prinzip ist er lebenswichtig. Ohne ihn wäre die Welt nämlich rund 35 Grad kälter und eine Eiswüste. Der Treibhauseffekt macht es erst möglich, dass wir hier auf der Erde geschützt und angenehm temperiert wie in einem Wintergarten sitzen.

Kohlendioxid und andere »Treibhausgase« bewirken in überraschend geringen Luft-Konzentrationen diesen komfortablen Wärmeeffekt. Aber leider – das kennt man von einem Wintergarten – kann es auch zu warm oder gar zu heiß werden. Und vor diesem Problem stehen wir heute. Die Erde heizt sich auf, weil der Mensch die natürlichen Konzentrationen von Treibhausgasen in der Luft inzwischen drastisch erhöht und damit den ursprünglich ausgeglichenen Kreislauf durcheinandergebracht hat. Wer im Glashaus sitzt, sollte nicht mit Steinen werfen – und schon gar nicht immer mehr Treibhausgase ausstoßen.

Der Treibhauseffekt wurde schon seit Jahrhunderten in Orangerien genutzt, um Pflanzen vor der Kälte des Winters zu bewahren oder Arten heranzuziehen, die vor unserem Klima durch mehr Wärme geschützt werden mussten. Die Sonnenstrahlen fallen durch das Glas und erwärmen den Boden und den Innenraum. Ein Teil der Wärme wird abgestrahlt, dabei aber am Glas wieder reflektiert, weil das Glas für die (langwellige) Wärmestrahlung schlechter durchlässig ist als für die (kurzwellige) Sonnenstrahlung. Man kennt das Phänomen auch von kalten oder warmen Nächten. Wenn auf einen schönen Sonnentag eine klare wolkenlose Nacht folgt, kann es empfindlich kalt werden. Ziehen dicke Wolken auf, bleibt es nachts vergleichsweise wärmer, weil die Wärmeabstrahlung behindert ist.

Der große Treibhauseffekt der Erde wird durch wenige Spurengase bewirkt, die wichtigsten sind Wasserdampf bzw. Wolken, Kohlendioxid (CO_2), Methan, Distickstoffoxid und Industriechemikalien (FCKW, FKW, Schwefelhexafluorid).

Die Treibhausgase können aus natürlichen Quellen und aus menschlichen Aktivitäten stammen. Jetzt aber sind es vor allem, wie die Wissenschaft sagt: »anthropogene«, also durch den Menschen verursachte, Ausstöße bzw. »Emissionen« von Treibhausgasen, die der Erde Probleme bereiten. Die Treibhausgase werfen – ähnlich wie das Glas im Wintergarten – einen Teil der von der Erde abgestrahlten Wärmeenergie wieder zurück und bewirken dadurch eine (zusätzliche) Erwärmung.

Haupttäter ist das Kohlendioxid, das heute in großen Mengen durch unsere Nutzung fossiler Energien wie Kohle, Erdöl, Gas ausgestoßen wird. Die Konzentration von CO_2 in der Luft ist seit dem breiten Einsatz fossiler Energieträger – also seit etwas mehr als hundert Jahren – um mehr als ein Drittel angestiegen.

Der amerikanische Klimaforscher Charles David Keeling hat 1958 erstmals die CO_2-Konzentrationen in der Atmosphäre gemessen und den stetigen Anstieg von Kohlendioxid um – damals – etwa 1,5 ppm pro Jahr nachgewiesen. Messungen von Gletschereis zeigten, dass der Kohlendioxidgehalt der Erdatmosphäre lange Zeit sehr konstant geblieben war. Erst seit der Industrialisierung im 19. Jahrhundert ist er von 280 ppm auf 315 ppm bis zum Jahr 1958 und dann auf 380 ppm bis zum Jahr 2006 gestiegen.

Dadurch hat sich die Erde bereits im letzten Jahrhundert stark erwärmt; und das Ende dieser Entwicklung ist noch längst nicht abzusehen. Die Kohlendioxid-Konzentrationen werden nämlich, bedingt durch zeitliche Verzögerungseffekte, die Erde selbst dann noch Jahrzehnte lang ins Schwitzen bringen und den Meeresspiegel weiter ansteigen lassen, wenn wir von Stund an jede Verbrennung von Öl, Kohle und Gas abstellen würden.

Steckbrief Treibhausgase Kohlendioxid trägt mit etwa 60 Prozent den Löwenanteil zum Treibhauseffekt bei. Kohlendioxid und Sauerstoff sind Träger und Produkte des menschlichen, tierischen und pflanzlichen Stoffwechsels. Menschen und Tiere atmen Sauerstoff ein, nutzen ihn für ihren Stoffwechsel und atmen Kohlendioxid aus. Pflanzen nehmen Kohlendioxid, Wasser und Sonnenenergie auf, nutzen es im Stoffwechsel und scheiden Sauerstoff aus. Wenn sie absterben, wird wieder Kohlendioxid freigesetzt (neben Methan und anderen Gasen). Im Frühjahr wachsen die Pflanzen und binden Kohlendioxid, im Herbst verrotten sie und setzen die Menge an Kohlendioxid frei, die sie vorher gebunden haben.

Die Freisetzung kann sich aber auch um Millionen Jahre verzögern: Wenn die abgestorbenen Pflanzen auf den Meeresgrund sinken, von Sedimenten überlagert werden und unter hohem Druck stehen, bildet sich – über einen Zeitraum von vielen Jahrtausenden – langsam Kohle oder Erdöl oder Gas. Sobald diese »fossilen Energieträger« verbrennen oder verbrannt werden, entsteht wieder Kohlendioxid. Ein schöner Kreislauf möchte man meinen, denn es wird ja nur so viel Kohlendioxid freigesetzt, wie die Pflanzen gebunden haben. Durch den Eingriff des Menschen wird der Kreislauf aber massiv gestört. Denn die Menschheit verfeuert in einem Jahr eine solche Menge an Kohle, Erdöl und Erdgas, wie sich in einer Million Jahren gebildet hat! Damit beraubt sie sich nicht nur der von der Natur gebildeten Vorräte an fossilen Energieträgern, auf denen heute unsere Energieversorgung in hohem Anteil beruht, sondern bringt die Erde auch noch unverträglich stark ins Schwitzen.

Neben dem pflanzlichen und fossilen Stoffwechsel gibt es auch einen mineralischen Stoffwechsel mit Kohlendioxid. Verwittertes (Kalk-)Gestein bindet Kohlendioxid. Bei hohen Temperaturen (zum Beispiel im Erdinnern) kann es aus dem Gestein wieder freigesetzt werden – so angenehm wir es in Mineralwasser empfinden, so unangenehm kann es sich bei Vulkanausbrüchen bemerkbar machen.

Aber Kohlendioxid ist nicht das einzige Treibhausgas. Dazu zählen auch Methan, Distickstoffoxid und verschiedene Industriechemikalien: Methan trägt mit etwa 20 Prozent zum Treibhauseffekt bei. Es ist Hauptbestandteil von Erdgas, wird aber auch bei vielen biologischen Prozessen freigesetzt. Es entsteht durch Mikroben auf Asiens gewässerten Reisfeldern und wird von weltweit 1,5 Milliarden Rindern im Verdauungsprozess ausgefurzt. Die

Rinderhaltung ist mit fast 40 Prozent die größte Einzelquelle von Methan. Und – nebenbei bemerkt – deswegen hat die »Herstellung« von einem Kilo Rindfleisch etwa den 90fachen Treibhauseffekt wie ein Kilo Gemüse. Da könnte man glatt – auch aus Klimaschutzgründen – zum Vegetarier werden. Ein Molekül Methan wirkt 23mal stärker als Kohlendioxid (oder so stark wie 23 Moleküle Kohlendioxid).

Distickstoffoxid (auch bekannt als Lachgas) hat einen Anteil von etwa 5 Prozent am Treibhauseffekt. Es wird ebenfalls bei der Rinderhaltung freigesetzt (aus der Gülle) und entsteht auch in Kraftwerken und beim Verkehr. Distickstoffoxid wirkt 310mal stärker als Kohlendioxid; größte Einzelquelle ist auch hier die Viehzucht mit rund 65 Prozent.

Fluorchlorkohlenwasserstoffe (FCKW) und teilhalogenierte Fluorchlorkohlenwasserstoffe (HFCKW) sind synthetisch erzeugte Chemikalien, die als Kälte- und Klimamittel in Autoklimaanlagen und Kühlschränken oder als Treibmittel in Spraydosen und bei der Kunststoffproduktion eingesetzt wurden. Die FCKW und – wenngleich weniger stark – die HFCKW gefährden die stratosphärische Ozonschicht und wurden deshalb bereits verboten (FCKW) oder nur noch für einen Übergangszeitraum zugelassen (HFCKW). Da die Stoffe schwer abbaubar sind, tragen die bereits freigesetzten FCKW und HFCKW noch jahrzehntelang zum Ozonabbau und zum Treibhauseffekt bei. Die Chemikalien wirken bis zu 14000mal stärker als Kohlendioxid.

Das Schwefelhexafluorid (SF6) ist ebenfalls eine synthetisch hergestellte Chemikalie. SF6 wird als Schutzgas bei der technischen Erzeugung von Magnesium und Isoliergas in Hochspannungsschaltungen eingesetzt. Es wirkt 22 200mal stärker als Kohlendioxid.

Um den Gesamt-Treibhauseffekt durch verschiedene Treibhausgase angeben zu können, werden die einzelnen Treibhauseffekte wie bei unterschiedlichen Geld-Währungen über Umrechnungsfaktoren ineinander umgerechnet und wie in einer »Währungseinheit« als Treibhauspotential angeben. Die Zentralwährung sind CO_2-Äquivalente (bei technischen Angaben meist abgekürzt als CO_{2e}.

Die Fieberkurve der Erde

Je größer der CO_2-Anteil in der Atmosphäre, desto stärker heizt die Erde auf. Die Klimaforscher zeigen uns inzwischen in ihren Langzeitprognosen den thermischen Zustand der Erde in den nächsten Jahrzehnten. Sie fiebert und die Hauptverantwortung dafür trägt der Mensch. Wie aber können die Forscher wissen, welche Temperatur die Erde hat? Und wie werden Temperatur und CO_2 gemessen?

Um die Temperatur der Erde zu messen, werden Daten der weltweiten Wetterstationen gesammelt, ausgewertet und über das Jahr gemittelt. Vor Beginn der Industrialisierung und bis 1900 lag die mittlere Erdtemperatur bei 13,7 Grad Celsius; mit der massiven Nutzung fossiler Energien wie Erdöl, Kohle und Erdgas stieg die Erdtemperatur bis 2006 um 0,8 Grad auf 14,5 Grad. Die Differenz scheint geringfügig, hat aber drastische Folgen, zumal die Temperatur in manchen Regionen der Welt gleich um mehrere Grad angestiegen ist, in der Antarktis zum Beispiel um etwa 4 Grad.

Viele Messungen zeigen, dass sich die Erderwärmung in den letzten Jahrzehnten stark beschleunigt hat: In dem Zeitraum von 1900 bis 2000 ist die Erdtemperatur um exakt 0,74 Grad gestiegen, in den letzten fünfzig Jahren doppelt so schnell wie in den fünfzig Jahren zuvor. Im Zeitraum von 1995 bis 2006 lagen elf der zwölf wärmsten Jahre seit 1850.

Auch die Meere erwärmen sich, ihre Oberflächenschichten am schnellsten. Die Temperatur ist von 1860 bis 2000 um etwa 0,7 Grad gestiegen – allerdings unterschiedlich stark in einzelnen Meeren. Während im Nordatlantik eine Erwärmung um 0,3 bis 1 Grad zu verzeichnen ist, sind es in den Hurrikan-Gebieten des tropischen Atlantiks etwa 0,5 Grad und in den arktischen Breiten sogar mehrere Grade, denn das schmelzende Eis verstärkt diese Erwärmung noch.

Das Fieber nimmt zu und zwar immer schneller. Aus der Erdgeschichte weiß man, dass niedrige Erdtemperaturen zu Eiszeiten führen und dass bei höheren Temperaturen die Eismassen schmelzen und der Meeresspiegel steigt. Vor 125 000 Jahren lag die Erdtemperatur etwa 3 bis 5 Grad höher, der Meeresspiegel etwa 4 bis 6 Meter höher als heute. Der damalige Temperaturanstieg war durch Änderungen in der Erdumlaufbahn hervorgerufen worden. Vor drei Millionen Jahren war das Klima etwa 2 bis 3 Grad wärmer als heute, und der Meeresspiegel lag 25 bis 35 m höher! Da die Eismassen stark verzögert schmelzen, steigt auch der Meeresspiegel bei einer Temperaturerhöhung nur verzögert an. Umgekehrt heißt das, dass die bereits jetzt eingetretene Erderwärmung den Meeresspiegel um viele Jahrhunderte weiter steigen lassen wird. Die Prognosen zu einem Anstieg um mindestens 30 cm gelten nur für für dieses Jahrhundert, bei einer Erwärmung um 3 Grad (seit der Industrialisierung) wird der Meeresspiegel in den nächsten 200 Jahren bis zu 5 Metern steigen!

Temperaturerhöhungen der Erde können also, ähnlich wie das Fieber beim Menschen, gravierende Folgen haben. Die ersten Auswirkungen dieser Erwärmung, Überflutungen oder das Schmelzen der Gletscher, bekommen wir jetzt schon zu spüren.

Einen einfachen proportionalen Zusammenhang zwischen Erhöhung der CO_2-Konzentration und Erderwärmung – zum Beispiel 50 ppm führen zu einer Erwärmung um 1 Grad – gibt es nicht, denn die Erde ist ein komplexes Ökosystem. Schon bei einem schlichten Wintergarten ist es gar nicht leicht, die Temperatur vorherzusagen, auch wenn man die Grundprinzipien schnell versteht: Stattet man einen Wintergarten mit hellen Möbeln und einem hellen Fußboden aus, wird er bei Sonneneinstrahlung nicht so warm wie mit schwarzen Möbeln und einem schwarzen Fußboden. Mit grünen Pflanzen und wird sich wiederum eine andere Temperatur einstellen und eine große Badewanne mit kaltem Wasser verzögert die Erwärmung.

Da die Klimaforscher davon ausgehen, dass sich die CO_2-Konzentration in der Luft durch den steigenden Weltenergieverbrauch mindestens verdoppeln wird (von 280 ppm auf 560 ppm), berechnen viele Modelle den Anstieg der Erdtemperatur bei einer solchen Verdopplung der CO_2-Konzentration. Die Forscher haben dafür den Begriff Klimasensitivität geprägt. Will man sie genauer bestimmen, müssen viele Phänomene einbezogen werden. Das Eis von Gletschern und an den Polen wirkt wie ein heller Fußboden und reflektiert die Sonneneinstrahlung ins All, sodass die Erde weniger Strahlung aufnimmt. Die Wälder (grüne Pflanzen ...) verzögern die Erwärmung ebenso wie die Ozeane (die große Badewanne ...). Letztere erwärmen sich zwar an der Oberfläche recht schnell, der Wärmeaustausch mit den tiefen kalten Schichten findet aber erst stark verzögert statt (das Phänomen kennt man ja vom Baggersee ...). Umgekehrt gibt es auch Beschleunigungseffekte – wenn das Eis der Gletscher und der Pole schmilzt, erwärmt sich die Erde schneller; wenn die Temperatur der Ozeane zunimmt, können sie weniger CO_2 aufnehmen, sodass die Kohlendioxidkonzentration in der Luft und damit auch die Erdtemperatur noch zusätzlich steigt. Das sind die so genannten Rückkoppelungseffekte, die den Klimaforschern Prognosen erschweren.

Zu Fuß zum Südpol und zum Nordpol Robert Swan war der erste Mensch, der zu Fuß zum Südpol und zum Nordpol marschierte. Mitte der 1980er Jahre wanderte der exzentrische Abenteurer mit zwei Begleitern 900 Meilen durch die eisige Antarktis zum Südpol. Er überstand alle Strapazen, aber als er den Südpol nach Monaten endlich erreichte, war seine Gesichtshaut zerfetzt und seine Augen waren schwer geschädigt. Da er ohne technische Hilfsmittel und Funkverbindung gewandert war, wusste er nicht, dass das Ozonloch – der Abbau der schützenden Ozonschicht durch die Fluorchlorkohlenwasserstoffe (FCKW) – in diesem Jahr so groß geworden war, dass die ungewöhnlich hohe UV-Strahlung der Sonne seine Haut und Augen trotz aller Schutzmaßnahmen verbrannt hatten.

Nur drei Jahre später brach er zur nächsten Extremtour auf: wiederum zu Fuß, diesmal zum Nordpol. Dabei erlebte er die nächste böse Überraschung. Denn in diesem Jahr war das schwimmende Packeis unerwartet früh aufgebrochen. Am Schluss wanderte Swan auf einer großen Eisscholle Richtung Norden, die Scholle selbst aber trieb nach Süden. Mit Müh und Not erreichte der Abenteurer den Nordpol und erfuhr dort, dass das frühe Schmelzen des Packeises vermutlich schon ein Anzeichen für den Klimawandel war.

Swan war in zwei der scheinbar unberührtesten Regionen der Welt aufgebrochen und in beiden wurde er mit den Folgen einer massiven globalen Umweltzerstörung konfrontiert. Nach diesen Erfahrungen gründete er 1993 die Robert Swan Foundation, die sich zum Ziel gesetzt hat, alles für den Erhalt der Umwelt und speziell der Antarktis zu tun.

Über einige Vorgänge, die ebenfalls zur Klimasensitivität beitragen, weiß man noch nicht genug, zum Beispiel über die Wolken. Ohne sie wäre menschliches Leben nicht möglich – sie bringen Regen, sie kühlen und wärmen. Aber die Wolken geben den Forschern Rätsel auf, die noch nicht alle geknackt worden sind. Man weiß, dass tief hängende dicke Wolken eher für Abkühlung sorgen, weil sie weniger Sonnenlicht und damit auch weniger Wärme durchlassen und die Erde durch sie gekühlt wird. Dünne Wolken, die wir manchmal hoch oben am Himmel wie Federn durch die Luft schweben sehen, lassen Sonnenlicht leichter durch und tragen zum Treibhauseffekt bei. Welchen Einfluss Zirruswolken ausüben, die aus dünnen Schichten von Eiskristallen entstehen, weiß man noch nicht genau. Sie bilden sich in Höhen von zehn Kilometern oder mehr und aus den Abgasen von hoch fliegenden Flugzeugen. In der extrem kalten Luft kondensiert der Wasserdampf aus den Abgasen sofort.

Auch wenn die Luft stark verschmutzt ist, wird weniger Sonnenstrahlung aufgenommen, denn der Dreck wirkt wie eine getönte Sonnenbrille – er lässt weniger Sonnenlicht durch und sorgt für Abkühlung. Das wurde im Zeitraum 1940 bis 1970 spürbar, als die Luftverschmutzung weltweit sehr hoch war, bedingt durch Rauchgase, Staub und Aerosole – das sind Gase, die feste oder flüssige Stoffe in allerfeinster Form enthalten. Die Erde heizte sich weniger stark auf als im langjährigen Trend.

Zur Abschätzung der Klimasensitivität wird mit vielen verschiedenen Modellen gerechnet, die untereinander und sowohl mit aktuellen wie historischen Temperaturmessungen verglichen und abgeglichen werden. Dennoch bleiben Unsicherheiten, die dann in Spannbreiten oder Fehlergrenzen angegeben werden.

Die meisten Modelle sagen bei einer Verdoppelung der CO_2-Emissionen eine Erhöhung der Erderwärmung von etwa 3 Grad voraus, die Spannbreite reicht aber von 2 bis 4,5 Grad. Die letzte vergleichbar starke Erwärmung mit etwa 5 Grad gab es vor 15 000 Jahren am Ende der letzten Eiszeit, aber sie hatte sich langsam, innerhalb eines Zeitraums von 5 000 Jahren, vollzogen. Heute droht dagegen eine drastische, 50mal schnellere Erwärmung innerhalb eines Jahrhunderts!

Wetter und Klima

Dass das Klima sich wandelt, meint jeder auch selbst feststellen zu können; die Belege dafür scheinen auf der Hand zu liegen – der extrem heiße Sommer 2003, der extrem warme und heiße April 2007, immer mehr Überschwemmungen, ausbleibende Winter usw. Aber war nicht der Winter 2005/2006 doch wieder ein richtig langer kalter Winter mit sehr viel Schnee in den Mittelgebirgen? Und gab es nicht auch schon im Mittelalter sehr warme Jahre? Kann man aus einem Jahr oder mehreren Jahren schon auf das Klima bzw. einen Klimawandel schließen?

Die Frage »Wie ist das Wetter?« beantworten wir je nach Tag und Ort mit »ganz schön warm«, »brrr – kalt«, »regnet leider«, »schneit mal wieder«, »neblig«, »ziemlich windig«, »gewittrig und schwül« usw. Am nächsten Tag oder an einem anderen Ort kann das Wetter ganz anders sein und sich bei einem plötzlichen Umschwung sogar binnen weniger Stunden ändern. Das Wetter wird bestimmt von der Sonnenstrahlung, der Wolkenbildung, den globalen und regionalen Windströmungen, dem örtlichen und regionalen Gelände (Berge, Seen, Meere, Wälder) sowie den überregionalen Hoch- und Tiefdruckgebieten. Der Wettervorhersage können wir entnehmen, wie das Wetter am nächsten oder übernächsten Tag wahrscheinlich sein wird, Wettervorhersagen über mehrere Tage hingegen sind schon sehr unsicher. Und das, obwohl die Wetterbedingungen heute in einer Vielzahl von Messstationen für etwa ein Fünftel der Erdoberfläche regelmäßig detailliert erfasst werden.

Wettervorhersagen Wie ermittelt man die Daten für eine möglichst genaue Wettervorhersage? Mehr als 10 000 Bodenstationen messen Luftdruck, Luftfeuchtigkeit, Windstärke, Windrichtung und Temperatur, beobachten die Wolkenbildung in verschiedenen Höhen und verzeichnen die Regenmengen. Gasgefüllte Ballons steigen bis zu 30 Kilometer hoch, um dort die entsprechenden Informationen zu sammeln und an die Bodenstationen zu senden. Auf den Meeren schippern Bojen und Schiffe, die per Satellit ihre Daten übermitteln; und auch Linienflugzeuge sind dafür ausgerüstet, wechselnde Wetterverhältnisse zu erfassen. 17 meteorologische Satelliten umkreisen zudem den Globus in mehr als 30 000 Kilometer Höhe und senden etwa alle 15 Minuten ihre Daten auf die Erde. Wetter besteht für die Meteorologen hauptsächlich aus langen und vielfältigen Zahlenkolonnen, die in unzähligen Computern weiterverarbeitet und ausgewertet werden.

Prognosen zum Klima beziehen sich dagegen auf langfristige und durchschnittliche Verhältnisse bzw. Änderungen. Die Wetterdaten sind dafür eine unverzichtbare Datenbasis, aber auch mehrere kalte Winter oder fünf nasse Sommer hintereinander geben noch keinen wirklichen Aufschluss über tatsächliche Klimaveränderungen. Eine Schwalbe macht noch keinen Sommer, sagt der Volksmund. Dieser Spruch geht auf den griechischen Dichter Aesop zurück. In einer Fabel erzählt er von einem jungen Mann, der sein ganzes Erbe durchgebracht hat. Als er im Frühling die erste Schwalbe sieht, schließt er voreilig auf warme Tage und verkauft seinen letzten Mantel. Und dann kommt ein Kälteeinbruch … Eine Schwalbe macht noch keinen Sommer und ein heißer Sommer macht noch keine Klimaerwärmung. Auch zwei oder drei heiße Sommer nicht. Wenn die Erde sich wirklich erwärmt, werden warme Sommer zwar wahrscheinlicher, aber trotzdem kann es ein, zwei oder drei kühle Sommer hintereinander geben.

Denn das Klima beschreibt den durchschnittlichen Zustand der Witterung über mehrere Jahrzehnte und damit das »langfristig gemittelte Wetter«. So müssen beispielsweise die jährlichen Sonnenscheinstunden, die jährlichen Niederschläge oder die Monatskurven der Temperatur am Boden oder im Wasser erst über viele Jahre gemittelt werden, bevor sie charakteristische Aussagen über das Klima in einer bestimmten Zone oder gar das Weltklima erlauben. Denn anders als das Wetter ändert sich das Klima nur über lange Zeiträume. Klima-Veränderungen werden rückwirkend als Durchschnitt und Entwicklung der Messungen von Jahrzehnten gemessen.

Das Klimaroulette Der Unterschied zwischen Wetter und Klima lässt sich gut an einem Roulette-Spiel demonstrieren. Die äußeren Fächer sind abwechselnd schwarz und rot, die Farben stehen für die Erdtemperatur (Schwarz ist kalt, Rot ist warm). Das jeweilige einzelne Spiel symbolisiert das Wetter, 10 000 Spiele stehen für das Klima. Wo die Kugel in einem Spiel landet, ist Zufall – ist Wetter. Mal wird die Kugel bei Rot liegen bleiben, mal bei Schwarz, mal wird sie drei Mal bei Schwarz stoppen, mal mehrere Mal hintereinander bei Rot. Erst der langfristige Durchschnitt ergibt das Klima.

Wenn man das Roulette-Spiel zehntausend Mal verfolgt und den Durchschnitt bildet, wird man ganz nahe am Verhältnis 1:1 sein, das ein ausgeglichenes Klima symbolisiert. Vielleicht hat es 4971 mal Rot gegeben und

5039mal Schwarz, nach der Wahrscheinlichkeitsrechnung ist es extrem unwahrscheinlich, dass die Kugel 4000mal Rot und 6000mal Schwarz trifft. Natürlich könnte man sich auch ein »heißeres« Roulette-Spiel vorstellen, das ein entsprechend wärmeres Klima symbolisiert – auf einen schwarzen Fächer kommen in dem Fall zwei rote Fächer, die Wahrscheinlichkeit von Schwarz zu Rot ist 1:2. Trotzdem sollte man im ersten Spiel nicht sein ganzes Geld auf Rot setzen – auch beim heißeren Roulette kann man mehrmals »Schwarz« sehen ...

Aber anders als beim herkömmlichen Roulette-Spiel wird es im Klima-Roulette ohnehin nur Verlierer und keine Gewinner geben, nicht einmal die Bank wird noch davon profitieren. Denn irgendwann heißt es bei einem ungebremsten Klimawandel für uns alle: Rien ne va plus – nichts geht mehr!

Die Detektive des Weltklimas

Aber wie entstehen eigentlich die Prognosen zu Klimaveränderungen? Jahrzehntelang hat sich die breite Öffentlichkeit für diese Frage kaum interessiert. Das hat sich gründlich geändert: Inzwischen findet die Arbeit der Klimaforscher große Beachtung. In Reportagen und Dokumentationen werden wir darüber aufgeklärt, wie und wodurch sich das Klima im Laufe der Jahrtausende immer wieder verändert hat. Aber früher gab es doch noch keine so genauen Messgeräte wie heute, keine Computer, die endlose Zahlenkolonnen abgleichen konnten. Wie kommen die Klimaforscher denn zu ihren über große Zeiträume hinweg reichenden Ergebnissen?

Seit 1861 gibt es Temperaturmessungen und damit die härtesten Belege für die Erderwärmung. Die heutigen Messungen sind weltweit, umfassender und genauer. So wird etwa die Höhe des Meeresspiegels oder der Rückgang des Antarktiseises von Satelliten aus bestimmt und die durch den Treibhauseffekt zunehmende Wärmeeinstrahlung physikalisch gemessen. Für den Weltklimabericht 2007 wurden zum Beispiel 29 000 Datensätze der letzten dreißig Jahre ausgewertet.

Unterschiedliche Klimamodelle werden in Großcomputern, die Billionen von Rechenoperationen in Sekundenschnelle erledigen können, durchgerechnet, verglichen und zunehmend verfeinert. Mit steigender Rechenleistung der Computer werden auch die Prognosen immer genauer. Trotzdem basiert die Klimaforschung nur zum Teil auf Modellrechnungen. Genauso wichtig sind Messungen an sehr verschiedenen Stellen der Erde und historische Befunde. Wer die Zukunft des Klimas prognostizieren will, muss in die erdgeschichtliche Vergangenheit blicken.

Die Detektive des Weltklimas sind die »Paläoklimatologen«. Ihre Beweisführung basiert auf Tausenden von wissenschaftlichen Belegen, auf einer Vielzahl von Messungen des aktuellen Klimas, vor allem aber auf einer immer genaueren Rekonstruktion der Erdgeschichte und ihrer Klimaschwankungen. Dabei graben sie nach Fossilien, seilen sich in Tropfsteinhöhlen ab, klettern auf die höchsten Gletscher, reisen in die eiskalte Antarktis, schicken Messgeräte in für den Menschen unerreichbare Tiefen der Ozeane und bohren in den Archiven der Erdgeschichte nach Indizien.

Das ewige Eis der Gletscher und das Eis der Antarktis haben beispielsweise Jahresringe. Eisschichten aus dem winterlichen Schnee und feine Staubablagerungen aus dem Sommer wechseln sich ab und lassen so eine Rückdatierung von Eisproben zu. Ist das Eis dick genug – so wie in der Antarktis – können die langen Bohrkerne Auskunft über 900 000 Jahre Klimageschichte geben! Die chemische Zusammensetzung der Eisproben wird im Labor von Glaziologen untersucht und lässt Rückschlüsse zu über die Zusammensetzung des Wassers und der eingeschlossenen Luft, den Salzgehalt oder die Kohlendioxid-Konzentration.

Die Glaziologie ist eine interdisziplinäre Wissenschaft, zu deren Forschungsgebieten Geologen, Biologen, Ökologen und Meteorologen beitragen. Sie befassen sich mit den Formen, den Ablagerungen und der Geschichte der Gletscher, mit unterirdischen Eisvorkommen wie auch mit Lebensformen im und auf dem Eis.

Aus der Isotopen-Zusammensetzung der Atome können die Wissenschaftler auf die damalige Temperatur schließen, aus den eingeschlossenen Pflanzen-Pollen auf die Vegetation, aus der Staubzusammensetzung und der Größe der Staubkörner auf die Windstärke und die Hauptwindrichtungen.

Versteinerte Fossilien geben Auskunft über die Tiere und Pflanzen und damit auch über das Klima der jeweiligen Zeit und Region. Jahresringe von (versteinerten) Bäumen und von Korallen sind Belege für karge, kalte oder warme Jahre. Die Zusammensetzung von Sedimenten am Boden der Ozeane erzählt davon, welche Art des Lebens dort einst stattgefunden hat oder wie stark der Ausbruch eines Vulkans gewesen ist.

Menschliche Zeugnisse wie Höhlenmalereien oder Funde von Fischknochen bestätigen beispielsweise die Hinweise aus anderen Quellen, dass die Sahara vor etwa 6000 Jahren eine blühende Graslandschaft mit Flüssen und Seen war, um sich wenige Jahrhunderte später langsam in eine Wüste zu verwandeln. Dass vor und nach Christi Geburt die Römer die Weltmacht Nummer 1 wurden, verdanken sie wohl auch dem Klima, das zu der Zeit die Mittelmeerregion begünstigte. Nur weil die Gletscher der Alpenpässe damals sehr viel kleiner waren, konnte Hannibal seine Kriegselefanten über Europas höchstes Gebirge führen, um sich für die Zerstörung Karthagos durch die Römer zu rächen. Auch die alten Logbücher von Schiffen und die Wetterbücher mittelalterlicher Klöster sind aufschlussreiche Quellen: Sie beschreiben ausführlich Beginn und Dauer von Winter und Frühling, das »Jahr ohne Sommer«, Trockenperioden und Starkregenzeiten.

Mit modernsten Mitteln haben die Paläoklimatologen die Puzzlesteine zusammengetragen und können inzwischen ganze Etappen der Klimageschichte rekonstruieren. Je höher der Kohlendioxid-Gehalt, umso wärmer wurde es auf der Erde – und umgekehrt. Sehr kalte Zeiten mit zum Teil fast vollständiger Eisbedeckung des Globus' und geringen Kohlendioxid-Konzentrationen wechselten sich mit warmen eisfreien Phasen ab, wobei sich die Temperatur nur in langen Zeiträumen – im Laufe vieler Jahrtausende – veränderte. In der Kreidezeit (vor 65 bis 140 Millionen Jahren) war es richtig tropisch, Dinosaurier lebten selbst in den polaren Breiten. Seitdem ist es – mit wiederholten Schwankungen – langsam kälter geworden. Im Pleistozän, dem Eiszeitalter (datiert auf etwa 2,5 Millionen Jahren bis 10 000 Jahren) gab es immer wieder Eiszeiten, die letzte Eiszeit fand vor 20 000 Jahren statt. Unsere Vorfahren (der Neandertaler lebte ja schon vor 400 000 Jahren) mussten da schon einiges mitmachen.

Erdgeschichtlich leben wir nun – gut zu wissen – in einer vergleichsweise stabilen Warmphase (dem Holozän). Kleine Einbrüche gab es aber auch hier. So war das Mittelalter außer dem 14. Jahrhundert vergleichsweise warm, im 17. und 18. Jahrhundert hingegen gab es eine kleine Eiszeit.

Einige Ereignisse der Erdgeschichte konnten bisher nur dokumentiert, aber nicht sicher aufgeklärt werden. So gab es vor rund 55 Millionen Jahren eine rapide Temperaturerhöhung um etwa 5 bis 6 Grad (Aktenzeichen PETM – Paleocene-Eocene Thermal Maximum) und eine schnelle und massive Freisetzung von Kohlendioxid und/oder Methan. Noch unklar ist, woher diese riesigen Mengen an Treibhausgasen stammten. Vielleicht von großen Vulkanausbrüchen, vielleicht aber war der Einschlag von Meteoriten oder eine abrupte Freisetzung von Methan aus Methanhydrat-Knollen am Meeresgrund dafür verantwortlich. Für die Klimaforscher ist das PETM-Ereignis von besonderem Interesse, weil es damals so wie heute zu einer ungewöhnlich kurzfristigen schnellen Erhöhung der Treibhausgas-Konzentration kam.

Vulkane als Serientäter Der Wechsel von Kalt- und Warmzeiten verläuft erdgeschichtlich sehr langsam, meist über Jahrtausende. Die Klima-Detektive haben also selten Gelegenheit, jemanden auf frischer Tat zu ertappen. Aber ein paar Mal hat es doch geklappt. Die häufigsten Serientäter sind Vulkane – nach großen Vulkanausbrüchen kann es zu einer starken Abkühlung kommen, weil die Vulkane riesige Mengen an Staub und Aerosolen in die Luft schleudern, die die Sonneneinstrahlung abschwächen.

Relativ oft gab es abrupte Veränderungen im Nordatlantik-Strom, den man bei uns besser unter dem Namen »Golfstrom« kennt. Vor 8 200 Jahren muss beispielsweise eine plötzliche Abkühlung stattgefunden haben (in den Akten der Klima-Detektive als 8k-Event bezeichnet). Vermutlich wurde sie durch den Dammbruch eines riesigen Schmelzwassersees in Nordamerika ausgelöst. Der kalte Süßwassersee ergoss sich in den Atlantik und störte den »Golfstrom«.

Von den genannten Ausnahmen abgesehen verliefen die Änderungen der Kohlendioxid-Konzentrationen und der Erdtemperatur sehr langsam und waren durch natürliche Vorgänge ausgelöst worden.

Bis zur Industrialisierung gab es offensichtlich keine massive Veränderung des Weltklimas durch den Menschen – trotz Feuer, Brandrodung und Landwirtschaft. Seitdem aber, und verstärkt in den letzten Jahrzehnten, gibt es massive durch den Menschen verursachte Veränderungen. Genauso bedenklich wie die Erhöhung der Kohlendioxid-Konzentrationen selbst ist das Tempo, in dem sie stattfindet. Der Anstieg der CO_2-Konzentration hat sich im letzten Jahrzehnt noch einmal erheblich beschleunigt, von 1,4 ppm pro Jahr (langjähriges Mittel) auf 1,9 ppm pro Jahr (Mittel der Jahre 1990 bis 2000). Die letzten zehn Jahre sind deutlich wärmer als im langjährigen Mittel.

Für das Auf und Ab der Temperaturen und der Kohlendioxid-Konzentrationen gibt es mehrere Ursachen. In der Umlaufbahn der Erde um die Sonne und in der Stellung der Erdachse treten gut berechenbare zyklische Schwankungen auf – mit Perioden von 23 000, 41 000, 100 000 und 400 000 Jahren und entsprechenden Unterschieden in der Sonneneinstrahlung und der Erdtemperatur. Der starke Wechsel zwischen Eiszeiten und Warmzeiten kann durch den globalen Kohlendioxid-Regelkreis erklärt werden. Verwittertes Gestein (zum Beispiel Kalkstein) bindet Kohlendioxid chemisch und setzt es bei hohen Temperaturen wieder frei. Beim langsamen Wechsel von einer Warmzeit zur Eiszeit wurde im Laufe von Millionen Jahren das Kohlendioxid aus der Luft durch verwittertes Gestein fast vollständig gebunden. Bei niedrigen Kohlendioxid-Konzentrationen wurde es sehr kalt, vor 600 Millionen Jahren war fast die ganze Erde von einem Eispanzer bedeckt (»Snowball-Earth«). Die zunehmende Vereisung verstärkte den Kälteeffekt, weil Eis das Sonnenlicht stark reflektiert. Zum Glück gab es dann irgendwann den gegenläufigen Effekt – durch die Vereisung fand keine Gesteins-Verwitterung mehr statt, durch Vulkanausbrüche wurde Kohlendioxid freigesetzt, und so wurde es im Lauf der Jahrhunderttausende langsam wärmer.

Wenn der Meeresspiegel steigt

Der Klimawandel ist in vollem Gang. Schon bei einer Erhöhung der Temperatur um weitere unvermeidliche 1,2 Grad in diesem Jahrhundert werden sich die Schäden dramatisch summieren und wechselseitig verstärken: Hochwasser und Stürme werden ebenso zunehmen wie lange regenlose Dürreperioden, Hunderte Millionen Menschen sind von Wassermangel und viele Tier- und Pflanzenarten vom Aussterben bedroht. Der Anstieg des Meeresspiegels wird ganze Inselstaaten untergehen lassen. Inseln wie die Malediven zum Beispiel, die nur knapp aus dem Wasser ragen, sind durch den Klimawandel bedroht.

Die lang gezogene Inselgruppe im Indischen Ozean besteht aus mehreren Atollen und fast 2000 Inseln. Mit 300 Quadratkilometer ist die Landfläche eher klein, 80 Prozent davon liegen noch nicht einmal 1,5 Meter über dem Meeresspiegel. Der ist schon jetzt durch die Erderwärmung um 20 cm gestiegen und wird in diesem Jahrhundert nach vorsichtigen Prognosen um mindestens weitere 30 cm steigen, vielleicht sogar deutlich mehr. Denn im Indischen Ozean ist der Meeresspiegelanstieg durch spezielle Strömungen noch höher als im weltweiten Durchschnitt.

Kleine Inseln wie die Malediven sind durch den Meeresspiegelanstieg besonders verwundbar. Die Süßwasservorräte versalzen; bis Mitte des Jahrhunderts werden viele Inseln ihren Wasserbedarf in den niederschlagsarmen Jahreszeiten nicht mehr decken können.

Die Vertreibung aus dem Paradies Lieber Rainer, je schöner die Ferien sind, umso später kommt man zum Schreiben. Nun sind wir schon wieder daheim. Die Malediven sind das Paradies. Schon beim Anflug kurz vor Sonnenuntergang sahen wir unter uns viele kleine Inseln mit ihren unglaublich weißen Sandstränden und tropisch wucherndem Grün. Mitten im kristallklaren Wasser waren Korallenriffe zu erkennen.

Nach der Ankunft wurden wir abgeholt und mit einem kleinen Boot auf »unsere Insel« gebracht. Die Hütte stand im flachen Wasser auf Stelzen. Zum Strand führte ein kleiner Steg, auf der anderen Seite war ein Kanu angebunden, mit dem wir am nächsten Morgen gleich losziehen konnten.

Baden. Tauchen. Schnorcheln. Fischen. Grillen. Hängematte. Cocktails. Unser Programm am nächsten Tag sah dann so aus: Baden. Tauchen. Schnorcheln. Fischen. Grillen. Hängematte. Cocktails. Und die nächsten Tage waren auch nicht anders.

Zweimal sind wir auch gewandert, aber die Insel ist ja nicht groß. Auf der anderen Seite gibt es eine blaue Lagune. Da haben wir uns wie im Paradies gefühlt. Nach einer Woche ist unsere Alltagshektik wie eine Kokosnuss vom Baum gefallen, taumelte noch kurz im Wasser und weg war sie. Keine Zeitungen, kein Fernsehen, kein Stress.

Am letzten Tag vor dem Abflug haben wir uns ausgemalt, wie es wäre, wenn wir zuhause alles verkauften, hierher zögen, um zu fischen, Früchte zu essen und nichts zu tun. Den ganzen Tag lang. Am Flugplatz standen uns die Tränen in den Augen. »Wir kommen wieder«, haben wir uns geschworen.

> Im Flugzeug gab es zum ersten Mal nach den zwei Wochen wieder Zeitungen. Die liest man dann doch, um langsam anzukommen. Aber das hätten wir besser gelassen. Denn die Schlagzeile hieß: UN warnt vor Klimakatastrophe. Und der Untertitel: Die Malediven sind dem Untergang geweiht. Das war wie eine Kokosnuss, die einem auf den Kopf fällt. Jetzt sitzen wir im Flughafenbahnhof in Frankfurt, gleich kommt der Zug und für uns die Vertreibung aus dem Paradies.
> Ciao!
> Moni und Gerd

Wassermangel, die Erosion der Strände durch den höheren Wasserstand und durch heftige Stürme sowie die Zerstörung der Korallen durch Meeresversauerung werden den wirtschaftlich wichtigen Tourismus schon in den nächsten Jahrzehnten stark beeinträchtigen. Langfristig werden die meisten Malediven-Inseln von der Landkarte verschwinden.

Aber nicht nur die Malediven, sondern viele Küsten und Städte sind weltweit durch den Meeresspiegelanstieg bedroht – die deutsche Nord- und Ostseeküste und ihre Inseln, die tief gelegenen Gebiete Hollands, die Steilküste Englands, die unterspült wird und abbrechen kann, Städte wie New York, die aufstrebende chinesische Wirtschaftsregion und die Mega-Städte an der chinesischen Ostküste, der tief gelegene und bevölkerte Golf von Bengalen und etliche andere Regionen.

Im letzten Jahrhundert ist der Meeresspiegel um 17 cm angestiegen (also durchschnittlich um 1,7 cm pro Jahrzehnt), in dem Zeitraum von 1993 bis 2003 hat sich der Anstieg auf 3,1 cm pro Jahrzehnt beschleunigt. Die Erhöhung der CO_2-Konzentration und der Treibhauseffekt wirken sich stark verzögert aus, weil die Wärme nur langsam in die tieferen Schichten der Ozeane dringt und dickes Eis nur langsam schmilzt. Auch nach einer Begrenzung der CO_2-Konzentration wird sich diese Entwicklung noch für lange Zeit fortsetzen. Bei einem weiteren Anstieg der mittleren Erdtemperatur um 1 bis 4 Grad ist langfristig – nach dem 21. Jahrhundert und bis weit darüber hinaus – mit einem starken Abschmelzen des Grönlandeises und des Westantarktischen Eisschilds zu rechnen.

Die Länge der weltweiten Küsten beträgt mehr als eine Million Kilometer. Küstenregionen waren historisch immer schon bevorzugte Siedlungsgebiete. Etwa ein Fünftel der Weltbevölkerung lebt derzeit höchstens dreißig Kilometer entfernt von einer Küste. Auch in Europa liegen schon heute einige dicht besiedelte Gebiete – in Deutschland, den Niederlanden, England und Italien – unterhalb des normalen Hochwasserpegels.

Acht der zehn größten Städte der Welt – wie zum Beispiel Bangkok, Bombay, Kalkutta – sind Küstenstädte. Die meisten von ihnen sind im Mündungsgebiet großer Flüsse entstanden. Durch ihren fruchtbaren Boden, eine gute Wasserversorgung und als Umschlagshafen für See- und Binnenschifffahrt boten sie günstige Entwicklungsmöglichkeiten. Aber ihr geologischer Untergrund besteht aus jungen, wenig verfestigten Sedimenten. Durch Entnahme von Grundwasser verdichtet sich der Untergrund und sinkt. Verstärkt wird das Absinken noch zusätzlich durch große Auflasten von Gebäuden. Mehrere der großen Küstenstädte, darunter Tianjin, Shanghai, Osaka, Tokio, Bangkok, Manila, Jakarta und Los Angeles, sind im 20. Jahrhundert bereits abgesunken, zum Teil bis zu einem Meter (!) pro Jahrzehnt. Diejenigen von ihnen, die dann auch noch in Hurrikan-Gebieten liegen, wie viele Städte in Südostasien, sind besonders gefährdet.

Im Weltklimabericht 2007 wird schon für einen Temperaturanstieg um 1,5 Grad (gegenüber der Dekade von 1989 bis 1999) eine Zunahme von Stürmen und Hochwasser vorhergesagt. Der wesentliche Grund für die heftigeren Niederschläge liegt darin, dass wärmere Luft mehr Wasser aufnimmt (7 Prozent mehr pro Grad!). Der Wasserkreislauf wird durch die steigenden Temperaturen intensiviert und das führt zu stärkeren oder längeren Niederschlägen, zu heftigeren Gewittern und zu häufigeren Überschwemmungen.

Überschwemmungen, Stürme, und Hochwasser heißen bei uns immer noch »Naturkatastrophen«. Inzwischen ist das wohl falsch: Sie werden – anders als vor Jahrhunderten – mehr und mehr durch den Menschen (mit)verursacht.

Große Flutkatastrophen der jüngeren Geschichte ereignen sich vor allem in Asien. Seit 1950 gab es beispielsweise in China 23 Flut- und Sturmkatastrophen mit zusammen mehr als zwei Millionen Toten. In Bangladesch bzw. dem damaligen Ost-Pakistan kamen 1970 nach einem Taifun und einer riesigen Überschwemmung 300 000 Menschen in den Fluten um. Oft werden diese Katastrophen durch die zunehmende Besiedlung überschwemmungsgefährdeter Regionen sowie durch Begradigungen von Flüssen oder eine Entwaldung in ihrem Oberlauf noch erheblich begünstigt. Wälder sind Zwischenspeicher für den Regen, sie verzögern den Abfluss des Wassers um Tage oder gar Wochen und verstetigen ihn. Ganz anders Grasland oder gar versiegelter Boden – sie können das Oberflächenwasser so gut wie gar nicht festhalten. In vielen typischen Überschwemmungsgebieten wie etwa in China, in Bangladesch, Haiti, Honduras oder Nicaragua trägt die Entwaldung wesentlich zu den häufigen Flutkatastrophen bei.

In Mitteleuropa sind wir gegen Überschwemmungen durch eine geologisch günstigere Lage, geordneten Deichbau und einen gut organisierten Katastrophenschutz besser gewappnet aber nicht gefeit. Auch hier fanden in den letzten Jahren mehrere katastrophale Überschwemmungen statt.

Auf der ganzen Welt wird in zahlreichen Mythen und Sagen von einer großen alles vernichtenden Flut berichtet. Klimageschichtlich lässt sich eine solche große weltumspannende Flut nicht nachweisen, aber große lokale Überschwemmungen waren und sind immer existenziell bedrohend. In der Bibel ist die große Sünden-Flut (daher der Name Sint-Flut) die Strafe Gottes für die sündige Menschheit, die von ihm vernichtet wird. Nur Noah darf überleben, er baut auf Gottes Befehl die Arche und wird mit seiner Familie und einem Paar von jeder Tierart gerettet.

Die versunkene Stadt Kennen Sie das Autokennzeichen Run für Rungholt? Nein? Das müssen Sie auch nicht, denn das Kennzeichen gibt es gar nicht. Die Stadt Rungholt wurde im Jahr 1362, als es schließlich noch gar keine Autos gab, vom Meer verschlungen. Lange Zeit hielt man die Geschichte von der reichen und gottlosen versunkenen Stadt, die man sich auf den Nordseeinseln Schleswig-Holsteins erzählte, für Seemannsgarn. Im 20. Jahrhundert allerdings bewiesen zahlreiche archäologische Funde, dass sie wirklich existiert hatte.

Im 12. bis 14. Jahrhundert war es durch das Abschmelzen der schweren skandinavischen Eismassen und durch das geologisch bedingte Absinken des südlichen Nord- und Ostseeraums zu einem stetigen Anstieg des Meeresspiegels gekommen. Heftige winterliche Sturmfluten, die tief ins Landesinnere vordrangen, wie die Julianen-Flut 1164, die Marcellus-Flut 1219 und die Lucia-Flut von 1287,

> rissen immer größere Teile der Küste weg. Bei der zweiten Marcellus-Flut 1362, der »Grote Mansdränke«, starben etwa 100000 Menschen – eine für die damals geringe Bevölkerungsdichte große Opferzahl. Durch Deichbau, Verlagerung von Siedlungen und Katastrophen-Management können die Auswirkungen von Sturmflutkatastrophen heute – zumindest in unserem Teil der Welt – meist begrenzt werden. Anderswo stellt das Hochwasser eine lebensbedrohliche Gefahr dar.

Die so genannten Jahrtausendhochwasser kamen gleich alle zwei, drei Jahre: 1997 die Oderflut, 2002 die Elbeflut, 2005 die große Überschwemmung im Alpenraum und 2006 die Donau-Überschwemmung. Bei der Elbeflut gab es in Deutschland mit 365 Litern pro Quadratmeter den höchsten Tagesniederschlag seit Beginn der Niederschlagsmessungen im Jahr 1861 (zum Vergleich: In Berlin liegt die mittlere Niederschlagsmenge im Jahr bei 540 Litern). Das Elbe-Hochwasser verursachte Schäden von über 9 Milliarden Euro.

Überflutungen treten meist als Folge von Wetterextremen, nach tagelangem Starkregen oder schweren Stürmen auf. Im August 2005 brach der Hurrikan Katrina über die Stadt New Orleans im amerikanischen Bundesstaat Louisiana herein und zerstörte sie fast völlig. In der Stadt selbst brach ein Chaos aus, das man sich in einem reichen Industrieland wie den USA bisher nicht hatte vorstellen können. An dem Beispiel New Orleans zeigt sich, wie heftig auch reiche und gut organisierte Staaten von den Auswirkungen des Klimawandels getroffen werden können.

Der letzte Blues 29. August 2005: Durch den Hurrikan Katrina wurde New Orleans fast vollständig zerstört. Eine Million Menschen waren auf der Flucht. Obwohl die Stadt nur von den Ausläufern des Hurrikans getroffen wurde, war sie fast vollständig überschwemmt. Die Wände zweier hochgelegener Kanäle vom nahen Lake Pontchartrain brachen und das Wasser flutete in die tiefer gelegene Stadt. Über eine Million Menschen wurden obdachlos.

Es dauerte Tage, bis die Stadtbewohner evakuiert wurden. Unruhen und Plünderungen brachen aus. Der Bürgermeister beschimpfte in einer Fernsehsendung die amerikanische Regierung wegen der schleppenden Hilfeleistung und schluchzte unter Tränen »Die Stadt stirbt!«.

1300 Menschen starben an Erschöpfung, fehlendem Trinkwasser und Nahrungsmangel. Wenige Wochen später traf der nächste Hurrikan, Rita, die Stadt und überflutete mehrere gerade trockengelegte Bezirke. Erst Mitte Oktober, sechs Wochen nach der Flut, war New Orleans wieder trockengelegt und entging mit Glück dem nächsten Hurrikan, der über Florida abzog. Der wirtschaftliche Schaden lag bei 125 Milliarden US-Dollar und war der größte Einzelschaden, den die Versicherungswirtschaft je zu tragen hatte.

Dabei war die besondere Gefährdung der Stadt seit Langem bekannt. New Orleans liegt in einem großen Sumpfgebiet im Mississippi-Delta, große Teile wurden erst 1910 durch ein Drainagesystem trockengelegt. Etwa die Hälfte des 900 Quadratkilometer großen Stadtgebietes besteht aus Wasser – dem Mississippi, aus Seen und Kanälen. Bei starkem Regen muss der

Ort über 22 große Pumpsysteme entwässert werden. Wie bei vielen anderen Küstenstädten ist der Boden von New Orleans in den vergangenen Jahrzehnten gegenüber dem Meer deutlich abgesunken, 70 Prozent liegen bis zu 1,6 Metern unterhalb des Meeresspiegels. In der Zeitschrift »Spektrum der Wissenschaft« erschien wenige Wochen vor (!) der Flutkatastrophe eine Veröffentlichung mit dem Titel »Wenn New Orleans versinkt«, in dem die drohende Gefahr und ein möglicher Katastrophenablauf anschaulich gezeigt wurden.

Im Jahr 2004 wurde Florida hintereinander von vier Hurrikanen heimgesucht. Viele Versicherungen ziehen sich in den USA bereits aus dem Geschäft mit Sturm- und Flutversicherungen für Privatleute zurück, weil die mittlerweile gestiegenen Beiträge am Markt nicht mehr durchsetzbar sind. Zahlreiche Privathäuser in den Gefährdungszonen der US-amerikanischen Süd- und Ostküste gelten inzwischen als unverkäuflich.

Die Schäden, die 2004 durch schwere Unwetter angerichtet wurden, beliefen sich weltweit auf mehr als 100 Milliarden Dollar. Das Jahr 2005 war das bislang heftigste Sturmjahr und zweifelhafter Rekordhalter mit gleich fünf neuen Rekorden seit Beginn der Hurrikan-Aufzeichnungen in Jahr 1851:
- die meisten tropischen Stürme (27)
- die meisten Hurrikane (13)
- die drei stärksten Hurrikane der Kategorie 5 in einem Jahr
- der stärkste je gemessene Hurrikan (Hurrikan Wilma)
- die ersten Tropenstürme, die Europa erreichten (Hurrikan Vince traf Spanien in abgeschwächter Form; der Tropensturm Delta verwüstete Teile der Kanarischen Inseln).

Klimamodelle sagen zwar nicht eine Zunahme der Zahl der Hurrikane, aber eine Verdreifachung von stärkeren Hurrikanen (Kategorie 4 und 5) voraus. Seit 1970 hat sich die Gesamtzahl der Tropenstürme nicht wesentlich verändert, die Zahl der starken und stärksten Hurrikane (Kategorie 4 und 5) allerdings hat sich bereits verdoppelt. Und es gibt mehr und mehr Anzeichen dafür, dass die Tropenstürme vom Äquator aus weiter Richtung Süden oder Norden ziehen. Tatsächlich gab es im Jahr 2004 zum ersten Mal einen Hurrikan im Südatlantik (vor der Küste Brasiliens) und im Jahr 2005 die Tropenstürme über den Kanaren und vor Spanien.

Tropische Wirbelstürme (Hurrikane im Atlantik und Taifune im Pazifik) ziehen ihre Energie aus dem warmen Meerwasser und entstehen nur über tropisch warmem Meerwasser bei einer Temperatur von mindestens 27 Grad. Ausgelöst werden sie häufig erst durch ein Gewitter. Neben dem warmen Wasser spielen auch Luftströmungen in der Atmosphäre eine große Rolle. Die mittlere Meerestemperatur ist in den letzten 50 Jahren um 0,5 Grad gestiegen.

Aber das Meer hat nicht nur unter der zunehmenden Erwärmung zu leiden.

Meere haben einen entscheidenden Einfluss auf Wetter und Klima. Sie binden fast ein Drittel des CO_2, das wir Menschen durch Verbrennung fossiler Energien in die Luft jagen. Das entlastet das Klima, belastet aber die Meere. Ihre Chemie verändert sich, wenn sich CO_2 in Wasser löst. Das Meer wird sauer.

Selbst geringe Änderungen des Säurewertes des Meerwassers beeinflussen schon empfindlich den Karbonat-Gehalt des Wassers und die vielen Meeresorganismen, die kalkhaltige Schalen oder Skelettstrukturen haben, wie etwa Muscheln, Korallen, Schnecken, Kieselalgen oder Seesterne.

Die erhöhte Kohlensäurekonzentration greift die Kalkschalen an, mit denen sich Kleinstlebewesen in unseren Ozeanen schützen. Davon wiederum sind auch Fische, andere Organismen und das gesamte Ökosystem des Meeres betroffen. Korallen, die Regenwälder der Meere, bauen aus Kalk ihre gigantischen Riffe, in denen viele Fische aufwachsen. Und wenn die Riffe schrumpfen, ist die ganze Artenvielfalt des Meeres bedroht.

In den 80er und 90er Jahren verursachte »Saurer Regen« eines der ersten globalen Umweltprobleme. Bei der Verbrennung von Kohle, Öl und Gas in Kraftwerken, Heizungen und Autos, so stellte man fest, wurden Schwefeldioxid und Stickoxide freigesetzt, die zu großflächigem Waldsterben und zur Versauerung von Seen führten.

Nach langen politischen Auseinandersetzungen wurden Gesetze mit scharfen Grenzwerten erlassen. Die Emissionen sind seitdem erheblich zurückgegangen – noch verstärkt durch den wirtschaftlichen Zusammenbruch der Schwerindustrie in Osteuropa, die in großem Maßstab Schwefeldioxid in die Luft gepustet hatte, sich nach dem Fall des Eisernen Vorhangs aber gegen die westeuropäische Konkurrenz nicht mehr behaupten konnte. Die drohende europäische Umweltkatastrophe wurde durch die Emissionsbegrenzung gerade noch rechtzeitig entschärft, auch wenn die Wälder immer noch schwer geschädigt und alles andere als gesund sind.

Heute droht eine weitaus größere Versauerung der Weltmeere durch Kohlendioxid-Einträge. Anders als die anderen Treibhausgase, die »nur« zur Erderwärmung beitragen, führt CO_2 auch noch zusätzlich zur Meeresversauerung. Denn die Ozeane speichern einen Großteil des Kohlendioxids, etwa 50mal mehr CO_2 als in der Atmosphäre.

Gegenwärtig nehmen die Meere jährlich etwa 30 Prozent der »anthropogenen«, das heißt der vom Menschen zu verantwortenden CO_2-Emissionen, auf. Das Kohlendioxid wird im Wasser als Kohlensäure gelöst und wirkt sauer. Das wäre im Prinzip kein Problem, weil die kalkhaltigen Sedimente in der Tiefsee der Versauerung entgegenwirken. Aber leider dauert es Hunderte bis Tausende von Jahren, bis das aufgenommene CO_2 über Meeresströmungen und den ständigen Austausch von warmen und kalten Wassermassen in die tiefen Wasserschichten gelangt. Bis dahin haben wir bereits so viel CO_2 »nachgeschossen«, dass das Meer diese Menge nicht mehr verdauen kann. Bereits seit einigen Jahrzehnten ist eine Zunahme der CO_2-Konzentration in den oberen Meeresschichten nachweisbar.

Mit der Versauerung der Meere baut sich ein weiteres globales Umweltproblem auf.

Das ewige Eis schmilzt

Das arktische Meereis schmilzt. Das ewige Eis wird löchrig wie ein vom Specht perforierter Baum – für Klimaforscher ein schrilles Alarmsignal. Denn die schwimmende Eiskappe am Nordpol, die eine Fläche fast so groß wie die USA hat, wirft, wie ein gigantischer Spiegel, das Sonnenlicht und seine Wärme zurück ins All. Durch die Lücken und Risse, die sich jetzt schon durch das Polarmeer ziehen, kann die Sonnenenergie ungehindert ins Meer eindringen und heizt dieses auf. Ausgerechnet am Pol steigen die Temperaturen schneller als an irgendeinem anderen Ort der Welt. Mit gravierenden Folgen.

Die Temperaturen steigen in der Arktis etwa doppelt so schnell wie im globalen Mittel. In den letzten 50 Jahren ist die Durchschnittstemperatur bereits um bis zu vier Grad angestiegen und wird weiter steigen, voraussichtlich 3 bis 5 Grad über dem Land und 4 bis 7 Grad über dem Meer. Ist das Eis an Land geschmolzen, hinterlässt es dunklere Oberflächen, die sich viel stärker erwärmen als reflektierendes weißes Eis. Und der Wärmeaustausch mit dem wärmeren Ozeanwasser wird mit schwindender Eisbedeckung des Meeres verstärkt.

Die Arktis ist ein ungewöhnlicher Lebensraum; sie ist kein zusammenhängendes Stück Festland, sondern hat das Nordpolarmeer und den Nordpol als Mittelpunkt. Ringsum grenzen die nördlichen Teile von Grönland, Kanada, Alaska, Sibirien und Europa an. Große Teile des Nordpolarmeers und auch der Nordpol selbst liegen ganzjährig unter einer dicken Eisschicht. Menschen und Tiere haben sich meist an den nährstoffreichen Übergangszonen zwischen den Küsten und dem Meereis in der Mitte angesiedelt.

In der Arktis leben etwa vier Millionen Menschen, die sich überwiegend von Jagd, Viehzucht und Fischfang ernähren. Ihre Lebensgrundlage ist durch die Eisschmelze, durch Stürme, zunehmenden Regen (statt Schnee) und das allmähliche Auftauen der seit Jahrhunderten im Kälteschlaf liegenden Permafrostböden bedroht, die zu schlammigen Matschlandschaften werden. Auch der Bestand vieler arktischer Tierarten ist durch die Erwärmung gefährdet. Dazu gehören Eisbären, Ringel- und Sattelrobben, Walrosse, Belugawale und Narwale, Polarfuchs, Rentiere, Karibus, Elfenbeinmöwe, Krabbentaucher und die Zugvögel in der Tundra. Hinzu kommt: Unter den Permafrostböden Sibiriens, Kanadas und Alaskas lagern gewaltige Reservoire des Treibhausgases Methan, das bei einer weiteren Erwärmung freigesetzt werden könnte.

Das arktische Eis hat eine unvorstellbar große Masse. Das arktische Meereis ist etwa 2 Meter dick, hat aber einen größeren Umfang als das etwa 3 bis 4 Kilometer (!) dicke Grönlandeisschild, das derzeit etwa dreimal so schnell schmilzt wie noch zur Jahrtausendwende. Zusammen werden das Eisvolumen der Arktis und des Grönländischen Eisschildes auf über drei Millionen Kubikkilometer (!) geschätzt. Bei einem kompletten Abschmelzen des grönländischen Eisschildes würde der Meeresspiegel weltweit um sieben Meter steigen. Prognosen zum Rückgang des Grönlandeises sind schwer zu erstellen, weil es beim Schmelzen des Eises dynamische Effekte geben kann – durch Abbrüche am Rand des Eises und durch den Rückgang der Höhe des Eises, das bislang bis in 3000 bis 4000 Meter Höhe und damit in kalte Zonen reicht. Sobald die Eisauflage dünner wird, befindet sich die Oberfläche in tieferen und wärmeren Zonen und das Eis wird deutlich schneller schmelzen. Durch diesen Vorgang wird ein sich selbst verstärkender Effekt in Gang gesetzt.

Beim arktischen Meereis zeigen Satellitenaufnahmen, dass die Fläche in den letzten dreißig Jahren bereits um 20 Prozent zurückgegangen ist. Im September 2005 erreichte sie ihre geringste Ausdehnung, die je gemessen wurde. Veränderungen in der Dicke des Eises, die zum Beispiel von U-Booten aus gemessen werden, lassen sich nur schwer exakt feststellen, aber auch hier zeigt sich: Das Meereis wird dünner und dünner. Die Werte des Rückgangs schwanken zwischen etwa 10 und 40 Prozent. Bis 2050 könnte das Nordpolarmeer im Sommer weitgehend eisfrei sein.

Am Südpol – in der Antarktis – gibt es noch viel mehr Eis. Die Antarktis ist im Gegensatz zur Arktis eine geschlossene Landmasse, die von einer riesigen Eiskappe bedeckt ist. Bei einem kompletten Schmelzen des Antarktiseises würde der Meeresspiegel um 56 Meter steigen, aber bislang schmilzt das Antarktiseis glücklicherweise eher langsam, weil die Temperatur noch durchgängig unter dem Gefrierpunkt bleibt. Sorge bereiten den Wissenschaftlern aber die vermehrten Abbrüche der Eisschelfen, die dann ins wärmere Meer treiben und das Abfließen des dahinter liegenden Festlandeises beschleunigen könnten. Im Jahr 2002 brach an der Antarktischen Halbinsel das riesige Larsen-B-Eisschelf ab, ein Eisblock größer als das Saarland. Zwei Jahre zuvor hatte sich ein 11 000 Quadratkilometer großer Eisberg vom Schelfeis losgerissen, den McMurdo-Sund blockiert und große Kolonien von Pinguinen von ihren Brutplätzen abgeschnitten. Millionen Pinguine verendeten deshalb, da sie sich »zu Fuß« statt schwimmend zu ihren Brutgebieten aufmachen mussten, sie nicht erreichten oder so geschwächt wurden, dass sie später starben.

Auch die europäischen Wintersportgebiete müssen um ihre Zukunft bangen. Die Alpengletscher haben seit der vorindustriellen Zeit die Hälfte ihrer Masse verloren.

Der Schnee von gestern Ein unglaubliches Bild: In der flachen Savanne Tansanias grasen Zebras, lauern Löwen, schwenken Elefanten ihre Rüssel und mitten aus dem tropisch heißen Grün erhebt sich ein riesiger gletscherbedeckter Berg – der Kilimandscharo. Sein Name leitet sich von Kilima Njaro ab, Weißer Berg oder Schneeberg. 33 Jahre lang – von 1885 bis 1918 – war er der höchste Berg Deutschlands und sein einziger aktiver Vulkan, denn damals gehörte der Kilimandscharo zu Deutsch-Ostafrika, einer Kolonie des Deutschen Kaiserreichs. Mit fast 6000 Metern ist der Kilimandscharo der höchste Berg Afrikas. 1987 wurde die einzigartige Landschaft zum Weltnaturerbe erklärt.

1936 schrieb der amerikanische Schriftsteller Ernest Hemingway am Fuße des Berges seinen Roman »Schnee auf dem Kilimandscharo«, der 1952 verfilmt und ein Hollywood-Klassiker wurde. Aber wer den Roman in zwanzig Jahren, mit Blick auf den Kilimandscharo, liest, wird schon den Titel gar nicht mehr nachvollziehen können. Denn der Berg wird keinen Gletscher mehr tragen. Bis Ende der 80er Jahre war der 12000 Jahre alte Gletscher bereits um 75 Prozent zurückgegangen und nach den neuesten Klima-Prognosen wird der Kilimandscharo in 10 bis 15 Jahren völlig eisfrei sein. Das Weltnaturerbe ist dann nur noch Schnee von gestern.

St. Moritz und Zermatt werden auf einer Karte des Schweizer Bundesumweltamtes als besonders gefährdet eingestuft. 15 Prozent der schweizerischen Gletscher sind dem durch die Erderwärmung verursachten Schmelzprozess schon zum Opfer gefallen. Bei einer globalen Temperaturerhöhung um ein

Grad werden auch etwa 60 Prozent der heutigen Skigebiete in Deutschland keinen Schnee mehr aufweisen. Als Daumenregel gilt: Ein Grad Temperaturanstieg verschiebt die Schneegrenze um 150 Meter nach oben. Auch in Österreich, wo viele Skiorte höher als in Deutschland liegen, wird vielerorts um den Schnee und damit um die Einnahmequelle Wintertourismus gebangt. Gefährdet sind vor allem Skigebiete, die keine Mittelstation haben und Abfahrten bis ins Tal garantieren müssten, sowie Skigebiete unter 1800 Metern. Auch für den Schwarzwald sehen die Klimaforscher schwarz, denn für Skigebiete unterhalb von 1000 Höhenmeter bedeutet der Klimawandel das Aus.

Der ewige Rekord? Georg Thoma ist einer der legendären Skisportler Deutschlands. Als Kind im Schwarzwald musste er viele Kilometer in die Schule laufen, im Winter nahm er dafür die Langlaufski. Später arbeitete er als Postbote und schnallte auch dann im Winter die Langlaufski an – anders waren die abgelegenen Bauernhöfe gar nicht zu erreichen. 1960 gewann er in Norwegen olympisches Gold in der Kombination (Skispringen und Langlauf) – ein überraschender Erfolg, denn auf einen solchen Sieg waren bisher die Norweger »abonniert«.

Die eigentliche Sensation schaffte Georg Thema aber 22 Jahre später. Er gewann den legendären 100-Kilometer-Rucksack-Langlauf quer durch den Schwarzwald. Die ganze Strecke mit insgesamt 2500 Höhenmeter Anstieg und über den fast 1500 Meter hohen Feldberg lief er in der unglaublichen Zeit von 5 Stunden und 51 Minuten. Dieser Rekord steht bis heute. Und wie es aussieht, wird er wohl ewig halten. Im Zeitraum 1978 bis 1986 musste der Rucksacklauf nur einmal wegen Schneemangel ausfallen, in der nächsten Dekade gleich sieben Mal und im Zeitraum 1997 bis 2006 fünf Mal. Durch den Klimawandel wird es immer unwahrscheinlicher, dass die 100-Kilometer-Strecke durchgehend schneebedeckt ist, denn mehrere Orte und Strecken liegen unterhalb von 900 Metern.

Knappes Wasser

> *Düsteres prophezeien die Klimaforscher der Region südlich der Sahelzone. Schon heute leiden 14 afrikanische Staaten unter Dürre und extremer Wasserknappheit. Bis 2025, so die Prognosen, wird ihre Zahl auf 25 steigen. Der Wasserrückgang der afrikanischen Seen in den letzten dreißig Jahren ist durch Satellitenfotos dokumentiert: Der Tschadsee beispielsweise, der von vier Ländern – Niger, Tschad, Mali und Nigeria – eingerahmt wird und einst zu den größten Binnengewässern der Welt zählte, hat inzwischen 95 Prozent seiner Wasserfläche verloren. In anderen Teilen der Welt sind große Städte und Regionen vom Gletscherwasser abhängig. Und das wird ausbleiben.*

Mehr als zwei Milliarden Menschen sind bereits heute mit Wasserknappheit konfrontiert, 1,2 Milliarden Menschen haben keinen Zugang zu sauberem Trinkwasser. In einigen Regionen ist dafür zusätzlich ein schlechtes Wassermanagement verantwortlich, in anderen Gegenden der Erde, wie etwa in Nordafrika, im Nahen Osten und in Zentralasien, besteht Wasserknappheit auch bei bestem Wassermanagement. Und das Wasser wird noch weniger, je mehr die Weltbevölkerung wächst und steigende Ansprüche hat, aber auch weil durch den Klimawandel in vielen Regionen die Niederschläge abnehmen oder zur falschen Zeit kommen und weil das Schmelzwasser von Gletschern ausbleiben wird.

Die Gletscher schmelzen weltweit rapide ab, selbst die sehr viel höher liegenden Gipfel des Himalaya oder der Anden; auch die Gletscherfläche im Nordwesten Chinas ist schon um 20 Prozent dezimiert. Das Frühlingshochwasser kommt früher, der Oberflächenabfluss nimmt in zahlreichen von Gletschern und Schneefeldern gespeisten Flüssen zu – aber das wird nur solange weitergehen, bis die Gletscher ganz abgeschmolzen sind. Viele neue Gletscherseen entstehen, alte Gletscherseen werden größer. Damit steigt das Risiko für Gletscherwasserausbrüche, die ganze Täler zerstören. Durch das Auftauen der bisher dauergefrorenen Felswände nimmt das Risiko von Felsstürzen in Gebirgen deutlich zu, denn mit dem Eis verlieren die Hänge rings um den Gletscher ihre stabilisierende Stütze. Im heißen Sommer 2003 brachen beispielsweise über 1000 Kubikmeter Fels vom Matterhorn ab, nachdem die Nullgrad-Grenze ungewöhnlich hoch auf 4800 Meter geklettert war.

In vielen Regionen stellt das Gletscherwasser die zentrale Wasserversorgung dar, wie etwa auf dem indischen Subkontinent (Himalaya-Gletscher) und in Teilen Lateinamerikas (Anden-Gletscher). Für mehr als eine Milliarde Menschen sind die Gletscher Trinkwasserspeicher, auf die sie zwingend angewiesen sind. Gletscher stellen große saisonale Wasserspeicher dar, in denen vor allem die winterlichen Niederschläge gesammelt werden, um später in der niederschlagsarmen Zeit zeitlich versetzt als Schmelzwasser die Flüsse zu speisen. Tragischerweise führt das langsame Abschmelzen der Gletscher in den ersten Jahrzehnten zu einer erhöhten Wasserführung der Flüsse und wiegt die Bevölkerung in der falschen Sicherheit, über reichlich Wasser zu verfügen.

Die peruanische Hauptstadt Lima, nach Kairo die zweitgrößte Wüstenstadt der Welt, ist mit ihren sieben Millionen Einwohnern für die Wasserversorgung weitgehend von Gletscherwasser abhängig. Lima bezieht etwa zwei Drittel seines Wassers aus dem Rio Rimac, der aus den Anden-Gletschern der Cordillera Central gespeist wird. Im Jahresmittel fallen in der peruanischen Hauptstadt nur 10 Liter Regen pro Quadratmeter – zum Vergleich: In Berlin sind es 540 Liter. Schon heute leidet Lima unter Wassermangel, dabei wächst die Stadt noch Jahr für Jahr an Einwohnern. Bis 2030 werden es voraussichtlich 12 Millionen sein, im gleichen Zeitraum wird das Gletscherwasser deutlich zurückgehen. Die Anden-Gletscher, die die Stadt bisher versorgt haben, verloren zwischen 1970 und 1997 bereits ein Drittel ihres Volumens, innerhalb der nächsten Jahrzehnte werden sie verschwinden – und mit ihnen das Wasser.

Eine vergleichbar dramatische Entwicklung wird es in Indien, Pakistan und Bangladesch durch das Abschmelzen der Gletscher in der Hindukusch-Himalaya-Region geben. Besonders Pakistan ist von dem Schwinden der Himalaya-Gletscher betroffen, die bisher die großen Flüsse des Landes gespeist haben

Wie man in den Himmel kommt

Schon in den letzten Jahrzehnten wurden viele Auswirkungen des Klimawandels auf Ökosysteme, Tiere und Pflanzen beobachtet. Frühlingsereignisse – wie beispielsweise Blattentfaltung, Vogelzug, Eiablage – treten früher ein. Die arktische und antarktische Flora und Fauna ändern sich, was weit reichende Störungen in der Nahrungskette verursacht. Denn wärmere klimatische Zonen dringen immer weiter Richtung Norden vor – in den letzten dreißig Jahren etwa 40 Kilometer pro Jahrzehnt. Tiere und Pflanzen wandern mit oder zurück, aber nicht alle überleben dabei.

Einige Ökosysteme sind von solchen Wanderbewegungen der Arten besonders betroffen, etwa die Alpen. Die alpinen Pflanzen und Tiere stammen aus der letzten Eiszeit und konnten in den kalten Höhen der Alpen (über-)leben. Je wärmer es wird, umso höher müssen sie sich zurückziehen. Irgendwann aber ist der Gipfel erreicht. Bei weiterer Erwärmung kommen sie gleich in den Himmel ...

Das Mittelmeer ist in den letzten zehn Jahren stellenweise um zwei bis drei Grad wärmer geworden. Die zunehmende Meereswärme lädt exotische Lebewesen ein, die man bisher eher vom salzhaltigen Roten Meer in Israel kannte. Inzwischen finden sie auch im Mittelmeer günstige Lebensbedingungen vor, denn das wird durch immer schnellere Verdunstung auch salzhaltiger.

Aber Veränderungen in Flora und Fauna machen auch die Tundra und die nördlichen Wälder sowie Gebiete durch, die jetzt schon von Trockenheit heimgesucht werden. In Portugal und Spanien wird es immer häufiger lange Trockenperioden und Wassermangel sowie große Hitzewellen und zunehmende Waldbrandgefahr geben.

Viele Ökosysteme werden durch die bisher einmalige Kombination eines schnellen Klimawandels mit Temperaturzunahme, Ozeanversauerung, Überflutungen, Dürreperioden, Wildfeuer, Insektenbefall und anderen Folgewirkungen überfordert. In der Arktis können bei einem Anstieg der Erdtemperatur um mehr als 3 bis 4 Grad etwa 20 bis 30 Prozent der Pflanzen- und Tierarten aussterben, vielleicht auch die ohnehin schon gefährdeten Eisbären.

Wenn die Arten sterben, büßt die Natur mit diesem Verlust auch ihre Fähigkeit ein, sich veränderten Bedingungen anzupassen – schon aus Mangel an Masse und Vielfalt. Pflanzen und Tiere werden weniger evolutionstauglich, fürchten die Biologen. Denn nur Vielfalt bringt Stabilität.

Am Grab des unbekannten Eisbären Alle Welt kennt Knut. Knöpfchenaugen. Flauschig weißes Fell. Einfach süß. Knut hat Hunderttausende von Fans. Knut ist der Star des Titelbildes auf der glamourösen Zeitschrift Vanity Fair. Umweltminister Gabriel ist sein Pate. Knut geht's gut. Weniger gut geht's den kleinen und großen Eisbären in der Arktis. Ihre Heimat ist das Eis, ihr Jagdrevier das Packeis. Und das schmilzt. In einigen Teilen der Arktis ist die Durchschnittstemperatur seit 1950 bereits um vier Grad gestiegen. Die nur wenige Monate andauernde Jagdsaison wird noch kürzer, der Winterspeck dünner, der Nachwuchs seltener.

Schauen wir auf den kleinen namenlosen Vetter von Knut. Das weiße Fell ist dünn, die Knochen stehen hervor, seit Wochen hat er nichts mehr gefangen. Ein letzter erschöpfter Blick, dann schließt er die kleinen Knopfaugen. Für immer. Wir können ihn nur noch begraben. Wickeln ihn ein in viele dicke Papiere, darunter befinden sich die Freiwillige Vereinbarung der Europäischen Automobilindustrie, die Toronto-Erklärung der OECD, die Rote Liste aussterbender Tierarten und zuletzt noch ein bunter Ferienkatalog mit vielen Flugreisen. Sein Grabstein ist noch aus Eis.

Take a Walk on the Wild Side

In dem Katastrophenfilm »The Day after Tomorrow« spielt der Golfstrom die Hauptrolle. Die Erderwärmung hat eine neue Eiszeit ausgelöst. Durch den Klimawandel setzt der Golfstrom aus, ein riesiger Eisberg bricht vom antarktischen Schelfeis ab. Eine gigantische Flutwelle überrollt New York und kurz darauf versinken Europa und Nordamerika in Schnee und Eis. Mittendrin im Chaos: der Klimaforscher Jack Hall und Sam, sein 17jähriger Sohn. Die Bilder sind spektakulär, das Drehbuch etwas dünn und der kurzfristige Ablauf des Katastrophenszenarios auch unwahrscheinlich – aber es ist ja auch Science-Fiction. Dennoch ist es durchaus denkbar, dass der Golfstrom sich abschwächt und irgendwann abreißt. In der Erdgeschichte ist das schon mehrfach passiert.

Tatsächlich gibt es neben den bereits eingetretenen und für die nächsten Jahrzehnte sicher zu erwartenden Klimaauswirkungen einige Horror-Szenarien, die langfristig eintreten könnten. Die Klimaforscher nennen diese denkbaren Ereignisse Kipp-Punkte oder »wildcards« (englisch für Joker). Beim Kartenspiel kennt man die unangenehme Überraschung, die der Gegner einem bereiten kann, wenn er plötzlich einen Joker zieht. Gerade war man sich seiner Sache noch so sicher – und plötzlich ist alles anders. Die Auswirkung der Erderwärmung auf einige Ökosysteme bzw. Klimasysteme wie den Golfstrom, die Kontinentaleismassen, den Amazonas-Regenwald und den Monsun sind schwer vorherzusagen, weil es jeweils komplizierte Rückkopplungs- und Verstärkungseffekte gibt. Wenn die Erwärmung über 2 bis 3 Grad hinausgeht, könnten die für das Klima der Erde entscheidenden Ökosysteme eine kritische Schwelle überschreiten und »kippen«. Das Schadensausmaß wäre riesig.

Der Golfstrom Er ist die Zentralheizung Europas und transportiert eine riesige Wärmemenge gen Norden. Mittel- und Nordeuropa verdanken ihm ein vergleichsweise mildes Klima. Er speist warmes Wasser aus den Tropen (zum Beispiel aus dem Golf von Mexiko) an Europa vorbei bis ins Nordmeer. Dort kühlt das salzhaltigere Wasser ab und sinkt in die Tiefe, um dann wiederum zurück in die Tropen zu strömen. So sorgt der Golfstrom für Temperaturausgleich zwischen dem Äquator und den Polen.

Die gesamte »Heizschlange« wird Nordatlantikstrom genannt und hat eine Wärmeleistung, die 2000-mal größer ist als die gesamte Kraftwerkskapazität Europas. Wenn der Nordatlantik- bzw. der Golfstrom tatsächlich stehen bleibt, unsere Heizung gleichsam »abgedreht« werden würde, wäre es in Europa trotz weltweiter Erderwärmung künftig um einige Grad kälter, in Nordeuropa um bis zu 10 Grad, in Deutschland um etwa 2 bis 5 Grad. Außerdem würde der Meeresspiegel im Nordatlantikraum relativ rasch um etwa einen Meter steigen. Der Nordatlantikstrom könnte abreißen, wenn das Nordmeer durch mehr Niederschläge und durch das Schmelzen des (Süßwasser-) Eises weniger salzhaltig wird. Dann würde die Zirkulation im Nordmeer gestoppt. Die Klimaforscher gehen davon aus, dass sich der Nordatlantikstrom in diesem Jahrhundert zwar um etwa ein Drittel abschwächen, aber noch nicht dramatisch verändern wird. Langfristig und vor allem bei einer Erderwärmung von deutlich mehr als 3 Grad allerdings könnte der Golfstrom wirklich kippen. Das wäre dann wirklich »The Day after Tomorrow«.

Die Kontinentaleismassen Das Grönlandeis schmilzt nachweisbar, wenn auch langsam. Der wesentliche Grund liegt darin, dass es über 3000 Meter dick bzw. hoch ist und damit in viel kälterer Umgebung liegt (in 3000 Meter Höhe ist die Atmosphäre etwa 20 Grad kälter als auf Meereshöhe). Wenn aber in fernen Zeiten die oberen Schichten abgeschmolzen sind, befindet sich das restliche Eis in wärmerer Umgebung und wird schneller abschmelzen. Denkbar sind auch andere dynamische Effekte wie ein beschleunigtes Abfließen von Gletschern durch viel Schmelzwasser, das wie ein Schmiermittel wirkt. In der Westantarktis könnte es durch den Abbruch von Schelfeis eine Beschleunigung der Eisschmelze geben. Das komplette Abschmelzen würde zu einem Meeresspiegelanstieg von 12 Metern führen (7 Meter durch das Grönlandeis und 5 Meter durch das Westantarktische Eisschild). Nach heutiger Einschätzung ist aber erst langfristig – nach dem 21. Jahrhundert oder noch später – mit einem starken Abschmelzen des Grönlandeises und des Westantarktischen Eisschildes zu rechnen.

Der Amazonasregenwald ist mit einer Fläche so groß wie die USA das größte zusammenhängende Tropenwaldgebiet der Erde – und er ist eine Art »Klimamaschine«. Aber der Regenwald ist bedroht, bislang vor allem durch Abholzung und Brandrodung. Allein zwischen 1990 und 1995 fielen fast 13 Millionen Hektar, das ist ungefähr eine Fläche so groß wie Österreich und die Schweiz zusammen, dem Raubbau zum Opfer. Sollte sich dieser Trend fortsetzen, wären im Jahr 2050 bereits 30 Prozent des Walds vernichtet.

Hinzu kam in den letzten Jahren eine Dürre. Die Amazonas-Region erwärmt sich stärker als im weltweiten Trend, bis 2100 könnten die Temperaturen im nördlichen Brasilien gegenüber 1990 um 2,6 bis 3,7 Grad steigen. Durch die Kombination von Entwaldung und Savannen-Bildung und gleichzeitigem Temperaturanstieg könnte der Amazonas-Urwald unter ungünstigen Bedingungen großflächig absterben. Die waldfreien Flächen verstärken die lokale Erwärmung, führen zu weniger Niederschlägen und erhöhen die Gefahr von Wildfeuer. Durch die Kombination dieser Effekte würde der sich weitgehend selbst erhaltende Regenwasserkreislauf des Regenwalds empfindlich gestört, das riesige Amazonasbecken langfristig austrocknen und zu einem Dürregebiet werden. Dies hätte nicht nur lokal, sondern auch global katastrophale Auswirkungen. Die Kohlendioxid-Emissionen aus dem absterbenden Regenwald würden den Treibhauseffekt und damit die Erderwärmung verstärken. Die Schätzungen reichen von einer zusätzlichen Erhöhung der Kohlendioxid-Konzentration um 50 bis 200 ppm bis zum Jahr 2100.

Die ersten Prognosen zu einem Kollaps des Amazonasregenwalds waren in der Fachwelt umstritten. Die in den letzten Jahren im Amazonasgebiet schon aufgetretenen Dürren (mit einem Höhepunkt im Jahr 2005) bringen aber mittlerweile selbst die skeptischen Forscher ins Schwitzen.

Der Monsunregen In Südostasien ist der Monsunregen ein Segen, für die Landwirtschaft bringt er viel Regen zur richtigen Zeit. Im indischen Subkontinent trägt der Sommermonsun je nach Region bis zu 90 Prozent des Jahresniederschlags bei. Durch die Kombination von Klimawandel und Luftverschmutzung durch Aerosole könnte der Monsun in seiner Stärke und seiner Regelmäßigkeit empfindlich gestört werden. Bereits in der Vergangenheit haben schwankende Monsunregen zu Ertragseinbußen durch Dürren oder durch sintflutartigen Regen geführt. Auch erdgeschichtlich konnte nachgewiesen werden, dass der Monsun bereits mehrmals stark gestört wurde.

Destabilisierung Und es gibt noch eine »wildcard«: Die Folgen eines ungebremsten Klimawandels können zu einer Bedrohung der Sicherheit in Staaten, aber auch der internationalen Sicherheit führen. Die klassische Sicherheitspolitik ist damit überfordert, die neue Bedrohungslage ist mit militärischen Mitteln nicht zu lösen.

Das Beispiel New Orleans, die Zerstörung der Stadt nach dem Hurrikan und der Überflutung, machte deutlich, dass der Klimawandel sich viel dramatischer auswirkt als man sich bisher vorgestellt hatte. Innerhalb weniger Tage musste eine Million Menschen fliehen und viele Monate lang in anderen Regionen aufgenommen und versorgt werden. Es entstand ein Schaden von 125 Milliarden US-Dollar (94 Milliarden Euro), Unruhen und Plünderungen brachen aus. Und das im reichsten Land der Welt. Wenige Wochen später bedrohten zwei weitere Hurrikane die Ostküste und kaum auszumalen, wie es weitergegangen wäre, wenn die nächste Großstadt untergegangen wäre. Zum ersten Mal wurde eine solche Katastrophe auf den Klimawandel zurückgeführt und die Regierung wegen ihrer Blockade beim Klimaschutz, der mangelnden Katastrophenvorsorge und dem ineffizienten Katastrophenschutz angefeindet. Das zu Hilfe gerufene Militär (!) gab eine jämmerliche Figur ab – es gab nichts mehr zu schützen, Hurrikane kann man nicht angreifen.

Sturm- und Flutkatastrophen haben schon oft innenpolitische Krisen ausgelöst. Das wohl folgenschwerste Ereignis war ein Taifun in Bengalen im Jahre 1970, der mehrere Hunderttausend Menschen das Leben kostete. Am stärksten betroffen war das heutige Bangladesch, das zu dieser Zeit noch zu Pakistan gehörte. Die Unzufriedenheit über die mangelnden Hilfsmaßnahmen der Regierung lösten einen Bürgerkrieg aus, dem schätzungsweise drei Millionen Menschen zum Opfer fielen. Er führte zur Abspaltung von Pakistan und zur Unabhängigkeit Bangladeschs.

Wenn Sturm- und Flutkatastrophen, Überflutungen, Wassermangel, Dürren und Ernteausfälle zunehmen, kann das in vielen Staaten zu innerstaatlichen Zerfalls- und Destabilisierungsprozessen mit diffusen Konfliktstrukturen und zu zwischenstaatlichen Konflikten führen. Die Warnungen vor dieser neuen Sicherheitslage kommen keineswegs von ängstlichen Umweltschützern, sondern von amerikanischen Generälen, dem britischen Verteidigungsministerium und von Regierungsberatern. Die britische Außenministerin Margaret Beckett hielt vor einiger Zeit vor der britischamerikanischen Handelskammer eine Rede zu »Climate Change – The Gathering Storm«. Den Titel hatte sie bewusst in Anlehnung an Winston Churchill gewählt, der die Jahre vor dem Zweiten Weltkrieg als »The Gathering Storm« (»Der aufziehende Sturm«) bezeichnet hatte.

In einer Studie für die Bundesregierung beschrieb der Beirat der Bundesregierung für Globale Umweltänderungen (WBGU) die neuen Sicherheitsrisiken: Ohne entschiedenes Gegensteuern werde der Klimawandel bereits in den kommenden Jahrzehnten die Anpassungsfähigkeit vieler Gesellschaften überfordern und zu großen Wanderungsbewegungen von »Klimaflüchtlingen« führen. Millionen von Menschen werden fliehen müssen – wer wird sie aufnehmen?

Indien, Pakistan, Bangladesch und Afrika sind durch solche denkbaren Destabilisierungen besonders gefährdet. In diesen Regionen könnte der Klimawandel die wirtschaftlichen Möglichkeiten weiter schwächen, die Bedingungen für menschliche Sicherheit verschlechtern und die Leistungsfähigkeit der Staaten überfordern. Neben Entwicklungsländern sind aber auch wirtschaftlich aufstrebende Regionen wie die Ostküste Chinas gefährdet: Hier sind dicht besiedelte Großstädte und industrielle Ballungszentren wachsenden Sturm- und Flutrisiken ausgesetzt.

Prognostiziert werden auch zunehmende Verteilungskonflikte zwischen Verursachern und Betroffenen: Die von Klimakatastrophen betroffenen Länder und Menschen werden die Industrieländer für ihre verzweifelte Lage verantwortlich machen und von ihnen Schadensersatz fordern.

Die neue Weltkarte

Wenn man – wie der Autor beim Schreiben dieses Buches – im sonst wechselhaften April in Freiburg gerade den siebten Sommer-Tag in Folge mit einer Tagestemperatur von mindestens 25 Grad erlebt, ertappt man sich bei dem Gedanken, dass der Klimawandel ja gar nicht immer so schlecht sein muss. Wenn es nur nicht so heiß wird wie im Hitzesommer 2003 ...

Am Anfang war es ja wirklich toll. Eine tropische Nacht jagte die nächste und das hieß: bis spät in den Abend im T-Shirt auf der Terrasse, grillen, lachen, Feriengefühle. Um halb zwölf ins Bett, das Außenthermometer zeigte immer noch 28 Grad an und gleich morgens konnte man bei 23 Grad barfuß durch den Garten laufen.

Nur nachts fing man an, sich unruhig hin und her zu wälzen. Es war einfach zu warm. Die Arbeit wurde ab mittags, wenn die Sonne durch die Fenster knallte, zur Qual, draußen waren 35 Grad und das Büro heizte sich von Tag zu Tag mehr auf. Zum ersten Mal verstand man, warum die Südländer Siesta halten. In Freiburg gab es gleich zehn tropische Nächte hintereinander, keine Abkühlung, nur Schwitzen.

Und dann diese nervige Stechmücke, die vor meiner Nase hin und her sirrte und mich irgendwann gestochen haben muss. Auf jeden Fall bekam ich Schüttelfrost und Fieber, ein merkwürdiges Fieber. Der Arzt war gar nicht verwundert, das ganze Wartezimmer war voller Patienten. Die Leute schwitzen, meinte er gleichmütig, stellen die Klimaanlage an, dann gehen sie ins Freie, plötzlich ist es 15 Grad heißer, sie schlafen schlecht, schwitzen wieder und irgendwann haben sie dann eben eine Erkältung. Aber Sie scheint es ja richtig erwischt zu haben! Er schrieb ein Rezept aus, aber mein Zustand besserte sich nicht. Jede Nacht warf ich mich von einer Seite auf die andere, umsummt von Stechmücken.

Hatte mir nicht mein Nachbar in Machu Pichu im peruanischen Urwald vor drei Wochen, als ich dort Urlaub machte, ganz nebenbei lachend erzählt, dass er versehentlich eine Fliege im Koffer mitgeschleppt hatte? Panik überfiel mich. War es Malaria? Der Nachbar lachte, fremde Menschen beugten sich über mich, wedelten mir Luft zu, dem Gringo geht es aber gar nicht gut, sagten sie. Mir war so elend, warum kam kein Arzt? Entkräftet setzte ich mich ein letztes Mal auf, knallte mit dem Kopf an die Wand und wachte auf.

Nur ein Alptraum. Die Malaria ist noch nicht in Freiburg. Alles andere allerdings – die Temperaturen und die zehn tropischen Nächte am Stück stimmen und wenn die regionalen Klimaprognosen zutreffen, wird sich in Freiburg die Zahl der tropischen Nächte und der heißen Tage über 30 Grad verdoppeln. Und das ist überhaupt nicht cool.

Die Prognosen zu einer weiteren Erderwärmung und einem starken Klimawandel beunruhigen, aber sie klingen doch merkwürdig fern. Dass Hunderte Millionen Menschen hungern und kein sauberes Trinkwasser haben, findet man irgendwie entsetzlich und spendet auch ab und zu einige Euro, wenn die Bilder im Fernsehen gar so schrecklich sind. Mit dem Klimawandel, mit Dürren und Ernteverlusten, wird das noch schrecklicher, aber, so beruhigen wir uns, wahrscheinlich erst in ein paar Jahren. Und die größeren Schäden, von denen manche ohnehin erst in Jahren oder Jahrzehnten auftreten werden, treffen vornehmlich andere Länder, und – nun ja, man will es ja nicht so offen sagen – ob dadurch irgendwelche Tiere oder Pflanzen sterben, deren Namen man gar nicht kennt, reißt einen ja auch nicht unbedingt aus dem

Golf R 32 (250 PS, 6 Zylinder, permanenter Allradantrieb, Verbrauch 10,7 Liter Super).

Leichtes Unbehagen, das lässt sich nicht leugnen, verspürt man wohl bei dem Gedanken an den nächsten Sturm oder die jetzt alljährlich kommende Jahrtausendflut, aber andererseits könnten vielleicht Palmen in Süddeutschland oder Wein in Norddeutschland wachsen. Aus dem Süden und mit der Hitze kommen aber nicht nur die Palmen, sondern auch die Braune Hundezecke (die das Mittelmeerfieber überträgt), nehmen die Zecken überhand (die Hirnhautentzündung und die tückische Borreliose übertragen) und die Allergien durch Pollen zu. In Europa gab es bei der Hitzewelle mindestens 30 000 zusätzliche Sterbefälle, im Klartext: Hitzetote, und das waren keineswegs nur ältere Personen.

Globale Trends können sich regional unterschiedlich ausprägen. Kosten und Nutzen der Klimaänderungen werden an jedem Ort anders ausfallen. Der Hitzesommer von 2003 beispielsweise ließ in Deutschland die landwirtschaftlichen Erträge schrumpfen, nur in Schleswig-Holstein konnten die Bauern etwas höhere Erträge in die Scheuern einfahren.

Am härtesten treffen die klimatischen Veränderungen die Ärmsten der Welt, die am wenigsten dazu beigetragen haben. Schon heute sind weltweit über 850 Millionen Menschen unterernährt. Eine Erwärmung bis zu 2 Grad (bezogen auf 1990) wird vor allem in vielen (Entwicklungs- und Schwellen-) Ländern die Nahrungsmittelproduktion stark gefährden. In den nächsten Jahrzehnten werden die bisherigen »Selbstversorger« China und Indien (mit zusammen 40 Prozent der Weltbevölkerung) Nahrungsmittel verstärkt importieren müssen, weil die eigenen landwirtschaftlichen Flächen nicht mehr wesentlich ausweitbar sind und zur Ernährung ihrer wachsenden Bevölkerungen nicht mehr ausreichen –

Indien fängt mit dem Import schon in diesem Jahr (2007) an. Bei einer stärkeren Erwärmung um 2 bis 4 Grad wird die landwirtschaftliche Produktivität voraussichtlich weltweit zurückgehen, bei einer noch höheren Erwärmung wird sie massiv beeinträchtigt.

Tatsächlich wird es Regionen geben, denen der Klimawandel zumindest vorübergehend oder sogar längerfristig Vorteile bringt. In Nordamerika, Nordeuropa und Russland könnten die Ernteerträge leicht zunehmen. In sehr kalten Gegenden wird es milder werden, in einigen Gebieten Schwedens wird bereits Wein angebaut. Im Nordmeer werden wahrscheinlich im Sommer die Seerouten eisfrei werden – was manche Schiffsreeder freuen dürfte, da sich dadurch die Seewege verkürzen. Ein weltweit katastrophaler Klimawandel kann also vereinzelt und örtlich positive Auswirkungen haben. Auch wenn eine Volkswirtschaft Pleite geht, gibt es immer einige, die daran verdienen. Klimagewinnler eben. Bei einer Klimakatastrophe allerdings gibt es langfristig nichts zu gewinnen. Der folgende Überblick zeigt es.

Europa Nahezu alle Regionen werden vom Klimawandel betroffen sein, zum Beispiel durch häufigere Stürme, Sturzfluten, Hochwasser, Meeresspiegelanstieg, Sturmfluten und Erosion an der Küste. In den Bergregionen sind Tier- und Pflanzenarten besonders gefährdet, die Gletscher werden weiter abschmelzen und es wird weniger Schnee und Wintertourismus geben. Die regionalen Unterschiede, zum Beispiel bei der Wasserverfügbarkeit, werden sich noch verstärken.
Nordeuropa kann der Klimawandel anfangs auch Vorteile wie steigende Ernteerträge, verstärktes Waldwachstum oder sinkenden Heizbedarf bringen. Bei weiterer Erwärmung werden jedoch die negativen Folgen (häufigere winterliche Hochwäs-

ser, gefährdete Ökosysteme, anwachsende Bodeninstabilität) jeglichen Nutzen überwiegen.

Mittel-, Ost und Südeuropa Hier werden die Niederschläge im Sommer abnehmen und Hitzewellen zunehmen. Der Wald wird langsamer wachsen und Waldbrände werden häufiger auftreten. Südeuropa wird am stärksten betroffen sein – durch noch höhere Temperaturen, Hitzewellen und Dürren. Erwartet werden mehr Flächenbrände, geringere Wasserverfügbarkeit sowie sinkende Ernteerträge. Unter zunehmender Wasserknappheit wird besonders die schon heute trockene Mittelmeerregion leiden. Bei weiterer Erwärmung könnte sich Südspanien gar in eine Wüste verwandeln.

Afrika Auf dem Kontinent werden schon bis 2020 zwischen 75 und 250 Millionen Menschen zusätzlich unter Wassermangel leiden. In manchen Gebieten werden die Ernteerträge um die Hälfte zurückgehen. In den großen Seen nehmen die Fischerträge durch Wassererwärmung ab, durch Überfischung des knapper werdenden Nahrungsmittels wird diese Entwicklung noch verstärkt. Gegen Ende des Jahrhunderts werden die tief liegenden und stark bevölkerten Küstengebiete vom Meeresspiegelanstieg massiv getroffen. Die Mangroven und Korallenriffe werden in großem Ausmaß zerstört, mit negativen Folgen für die Fischereiwirtschaft und den Tourismus.

Asien Die Gletscherschmelze im Himalaya wird in den nächsten zwei bis drei Jahrzehnten zu massiven Überschwemmungen führen, danach zu Wassermangel in den großen Flussbecken. Zusammen mit dem Bevölkerungswachstum und der schnellen wirtschaftlichen Entwicklung wird bis 2050 die Wasserversorgung von mehr als einer Milliarde Menschen zusätzlich gefährdet. Die dicht bevölkerten Delta-Regionen in Süd-, Ost- und Südostasien werden durch Überflutungen vom Meer und von den großen Flüssen besonders stark betroffen. Hunderte Millionen werden voraussichtlich in höhere Gebiete flüchten. Die Zahl der Toten wird sich erhöhen – verursacht durch Durchfall-Erkrankungen bei Überschwemmungen und Mangel an sauberem Wasser.

Australien und Neuseeland In bestimmten australischen Regionen gibt es jetzt schon seit Jahren keinen Regen mehr. Der Wasserverbrauch musste streng rationiert werden. Touristisch bedeutsame Regionen wie Queensland oder die Bay of Plenty sind durch Meeresspiegelanstieg, häufigere und heftigere Stürme und Überflutungen gefährdet. Schon bis 2020 werden starke Schäden am Great Barrier Reef erwartet.

Lateinamerika Bis Mitte des Jahrhunderts wird es durch steigende Temperaturen und den Abbau von Bodenwasser zur Verdrängung der tropischen Wälder kommen, die viel Kohlendioxid binden. Diese Entwaldung wird durch Rodung noch beschleunigt. Im tropischen Lateinamerika sind schon heute viele Tier- und Pflanzen-Arten in ihrem Bestand gefährdet. In trockeneren Gebieten kann es zur Wüstenbildung kommen, die die bisher für die Landwirtschaft genutzten Flächen unfruchtbar machen und die Ernteerträge erheblich verringern wird, in gemäßigteren Zonen werden dagegen Sojabohnen voraussichtlich besser wachsen. Durch den Meeresspiegelanstieg und Überschwemmungen sind niedrig gelegene Gebiete gefährdet. Die Wassererwärmung führt im Südost-Pazifik zu einer Verschiebung wichtiger Fischgründe, die mesoamerikanischen Korallenriffe werden langsam zerstört. Durch Änderungen in den Niederschlägen und Gletscherschmelze ist in einigen Regionen die Wasserversorgung gefährdet.

Nordamerika In den Rocky Mountains ist mit mehr Überflutungen im Winter und mit weniger Wasser im Sommer zu rechnen. Die Wälder werden verstärkt durch Insekten und Feuer bedroht. In den heißen Gebieten wird sich die Situation durch häufigere, längere und stärkere Hitzewellen verschärfen. Die Küstengebiete sind durch Meeresspiegelanstieg und stärkere Tropenstürme/Hurrikane gefährdet.

Polregionen Hier werden Gletscher und Eis weiter zurückgehen, besonders bedroht ist die Tierwelt. Speziell in der Arktis ist auch mit einem Rückgang des Packeises und dem Auftauen von Permafrostböden zu rechnen. Die Lebensgrundlagen der Bevölkerung werden negativ beeinflusst, positiv könnte sich dagegen auswirken, dass die Seerouten im Nordmeer weitgehend eisfrei bleiben.

Kleine Inseln Sie sind ganz besonders durch den Meeresspiegelanstieg und Extremereignisse wie heftige Stürme, Überflutungen und durch Küstenerosion bedroht. Durch den Meeresspiegelanstieg versalzen die Süßwasservorräte, bis Mitte des Jahrhunderts werden viele Inseln ihren Wasserbedarf nicht mehr decken können. Langfristig werden kleine, nur knapp über dem Meeresspiegel liegende Inseln von der Landkarte verschwinden.

Und hier in Deutschland?

Für Deutschland wurden Klimaszenarien für zwei verschiedene Entwicklungen gerechnet. Bei dem niedrigeren Emissionsszenario würde die Temperatur um 1,8 Grad steigen, bei dem höheren Emissionsszenario um 2,3 Grad. Dabei würde es im Zeitraum 2071 bis 2100 folgende regionale Trends geben:

Nord- und Ostseeküste An den Küsten wird der Temperaturanstieg vergleichsweise gering sein, bedingt durch die Nähe zum Meer und das relativ ausgeglichene und gemäßigte Klima. Die Niederschläge werden an der Nordsee im Winter bis zu 50 Prozent zunehmen, in Mecklenburg-Vorpommern im Sommer um bis zu 40 Prozent.

Nordostdeutsches Tiefland In dieser jetzt schon niederschlagsarmen Region wird der sommerliche Regen um bis zu 50 Prozent zurückgehen.

Mittelgebirge und Harz Hier wird es weniger warm als in anderen Gebieten, dennoch wird sich die Zahl der Sonnentage mehr als verdoppeln. Im Harz und Harzvorland wird es im Sommer deutlich weniger regnen. Zwischen Rothaargebirge und Vogelsberg wird es im Winter bis zu 60 Prozent mehr regnen.

Links- und rechtsrheinische Mittelgebirge In dieser Region wird es insgesamt feuchter, im Hunsrück soll es bis zu 80 Prozent mehr regnen, die sommerlichen Niederschläge nehmen nur gering ab.

Oberrheingraben Die Zahl der Sommertage, der heißen Tage und der Tropennächte wird deutlich zunehmen. Es wird häufigere und längere Hitzewellen geben.

Alpen Im Sommer werden etwa 20 Prozent weniger Niederschläge fallen, im Winter nur unwesentlich mehr.

Gewinnwarnung des Klima-Knigge Wenn der Geschäftsleitung einer Aktiengesellschaft Informationen bekannt werden, dass sie ihr angekündigtes Umsatzziel wahrscheinlich nicht erreichen wird, hat sie nach dem Wertpapierhandelsgesetz die Pflicht, eine Gewinnwarnung herauszugeben.

Auch der Klimaknigge fühlt sich verpflichtet, die Bürger vor möglichen künftigen Verlusten zu warnen. Ihm ist eine Fülle von Informationen zugegangen, dass sich der bereits angelaufene Klimawandel in verschiedenen Gebieten besonders negativ auswirken wird. Der Klima-Knigge warnt daher alle Bürger:

- Kaufen Sie keine Häuser in den tief gelegenen Gebieten der Nord- und Ostseeküste oder auf den Inseln, da damit zu rechnen ist, dass diese durch den Meeresspiegelanstieg, Sturmfluten und Erosion direkt oder indirekt gefährdet sind und im Wert deutlich sinken werden. Vergleichbares gilt für Überschwemmungsgebiete von Flüssen.
- Kaufen Sie keine Häuser oder Ferienwohnungen in Skigebieten unterhalb von 1000 Meter Höhe, wenn deren Wert entscheidend vom Wintertourismus abhängt.
- Kaufen Sie keine Ferienhäuser in trockenen Gebieten Südeuropas, in denen künftig mit längeren Dürreperioden, Wassermangel und erhöhter Brandgefahr zu rechnen ist.

Freiburg, 30. Juni 2007 – Der Klima-Knigge

Politik im Fieberwahn

Bei Klimaverhandlungen wird als politisches Ziel angestrebt, dass die Erdtemperatur gegenüber 1900 zumindest um nicht mehr als 2 Grad steigen soll. Das klingt, nach allem, was wir heute bereits über die Auswirkungen eines solchen Anstiegs wissen, nach einem Vorschlag im Fieberwahn, ist aber nichts anderes als die Anerkennung der bitteren Realität.

Eine Klimaerwärmung um 2 Grad seit der Industrialisierung bzw. weitere 1,2 Grad in diesem Jahrhundert (die zu den 0,8 Grad des letzten Jahrhunderts addiert werden müssen) ist praktisch schon nicht mehr zu verhindern und deshalb wird die so genannte 2-Grad-Leitplanke als Richtschnur akzeptiert. Um auch nur diese Begrenzung zu erreichen, wird die Politik alle Anstrengungen mobilisieren müssen – allzu gut stehen die Zeichen dafür nicht. Denn etliche Länder weigern sich bisher, ihren CO_2-Ausstoß zu reduzieren.

Dass zumindest einige Politiker inzwischen überhaupt den Klimaschutz ganz oben auf die Agenda gesetzt haben, verdanken wir neben den Berichten des Weltklimaforums vor allem dem 2006 veröffentlichten Stern-Report: Nicholas Stern, früher Chefvolkswirt der Weltbank, widersprach in seinem 600 Seiten starken Bericht, den er im Auftrag der britischen Regierung erstellt hatte, mit nüchternen Zahlen der Befürchtung, dass die Verminderung des Kohlendioxid-Ausstoßes den Volkswirtschaften schade; stattdessen rechnete er der Weltöffentlichkeit vor, wie teuer die Folgen einer Unterlassung der CO_2-Reduktionen werden würden. Bis zu 20 Prozent des Bruttoinlandsprodukts der Welt, oder, in Geldwert ausgedrückt, etwa 5 500 Milliarden Euro könnte es die Welt kosten, wenn sie den Klimawandel ungebremst voranschreiten lassen würde. Die dadurch verursachten Verwerfungen seien in ihren Ausmaßen eigentlich nur vergleichbar mit denen der beiden letzten Weltkriege oder mit der Großen Depression in den 1920er Jahren. Die Begrenzung der Emissionen sei geradezu ein wirtschaftliches Gebot – sie würde im Vergleich nur etwa ein Prozent des weltweiten Bruttoinlandsproduktes kosten. Noch ließe sich sinnvoll etwas tun, mahnte Stern die Politik – allerdings nicht mehr lange.

Eine ähnliche Studie wurde auch für Deutschland erstellt und zwar vom Deutschen Institut für Wirtschaftsforschung (DIW), das die Kosten für die Schäden durch den Klimawandel zwar niedriger als im Stern-Report veranschlagt, aber – für Deutschland – immer noch auf Gesamtkosten von 800 Milliarden Euro bis 2050, im Durchschnitt also auf etwa 18 Milliarden Euro pro Jahr.

Zur Einschätzung unterschiedlicher Ergebnisse von Kostenberechnungen muss man wissen, dass die konservativeren Studien nur direkt angefallene und bezifferbare Schäden einbeziehen (zum Beispiel die Schadenszahlungen der Versicherungen), nicht aber beispielsweise die Kosten von Todesfällen oder von Artenverlust. Die Berechnung von wirtschaftlichen Schäden und Nutzen hängt weiter von etlichen Annahmen und Modellen ab – von naturwissenschaftlichen Prognosen der Schäden, der volkswirtschaftlichen Entwicklung, der Bewertung von nicht am Markt gehandelten Gütern (wie der menschlichen Gesundheit), von dem Zeithorizont, der Abzinsung von Investitionen oder auch dem Anstieg der Ölpreise. Die Ergebnisse von verschiedenen Studien können daher – je nachdem welche Kosten einbezogen werden – stark auseinanderklaffen.

Um die prognostizierten Kosten von 18 Milliarden für klimabedingte Schäden, von denen das Deutsche Institut für Wirtschaftsforschung spricht, überhaupt einschätzen zu können, sollte man sich beispielsweise vor Auge halten, was uns das Elbe-Hochwasser von 2002 gekostet hat: Das waren allein schon über 9 Milliarden Euro. Das DIW rechnet bis 2050 u. a. mit 330 Milliarden Euro für Sturm- und Hochwasserschäden und für Ernteausfälle; mit 300 Milliarden Euro für klimawandelbedingte Energiekosten (zum Beispiel Wasserknappheit bzw. Kühlwasserknappheit für Kraftwerke, Ölpreissteigerungen nach Hurrikanen in Fördergebieten mit vielen Raffinerien); mit 170 Milliarden Euro für Anpassungsmaßnahmen wie den Bau neuer Deiche oder eine bessere Kühlung von Gebäuden.

Einig allerdings waren sich Stern und das DIW bei allen Unterschieden ihrer Prognosen darin, dass es billiger kommt, etwas gegen den Klimawandel zu tun. Die Bundesregierung beziffert die jährlichen Vermeidungskosten für einen engagierten Klimaschutz (40 Prozent CO_2-Reduktion bis 2020) auf drei Milliarden Euro.

Auch die wirtschaftlichen Folgen sprechen also für eine Eindämmung des gefährlichen Klimawandels. Um den Temperaturanstieg auf maximal zwei Grad seit der Industrialisierung zu begrenzen, müssten die weltweiten Treibhausgas-Emissionen bis 2050 mindestens halbiert werden (bezogen auf das Basisjahr 1990), in den Industriestaaten sogar um 80 Prozent gesenkt werden. Dabei ist berücksichtigt, dass die Schwellen- und Entwicklungsländer noch einen hohen wirtschaftlichen Nachholbedarf haben. In Indien beispielsweise leben 830 Millionen Menschen von weniger als zwei Dollar am Tag. Und während deutsche Haushalte jährlich 400 kWh Stand-by-Strom verschleudern, haben 600 Millionen Inder nicht einmal einen Stromanschluss.

Man mag es gar nicht glauben, aber allen Vereinbarungen und dem Klima-Gipfel zum Trotz steigen die globalen CO_2-Emissionen von Jahr zu Jahr an – von 1990 bis 2005 allein haben sie sich schon um 27 Prozent erhöht. Selbst in Deutschland gab es von 2005 auf 2006, zum ersten Mal seit einigen Jahren wieder, eine Zunahme der CO_2-Emissionen (um 0,6 Prozent). Gründe für den weltweit ungebremsten Anstieg sind die höchst bescheidenen Klimaschutzmaßnahmen bei den Großverschmutzern, den bisherigen Industriestaaten, und das starke Wirtschaftswachstum in den bevölkerungsreichen Schwellenländern China und Indien.

Die sieben größten CO_2-Emittenten der Welt (Zahlen für 2004) sind die USA (jährlich 7068 Mio t CO_2-Äquivalente), China (4057 Mio t), Indien (1214 Mio t), Japan (1355 Mio t), Russische Föderation (2224 Mio t), Deutschland (1015 Mio t) und Kanada (758 Mio t). Diese Zahlen machen deutlich, wer am Verhandlungstisch besonders wichtig ist, geben aber kein wirkliches Bild davon wieder, wer die Hauptverantwortung für das Klimaproblem trägt. Denn im Gegensatz zu den Schwellenländern feuern die Industriestaaten schon seit vielen Jahrzehnten einen hohen Ausstoß an Treibhausgasen in die Atmosphäre und sind daher für den Großteil des bisherigen Anstiegs der CO_2-Konzentration verantwortlich. Der Gesamtausstoß der Schwellenländer ist zwar hoch – China wird die USA darin schon in Kürze überholen –, aber der Pro-Kopf-Ausstoß von CO_2 ist viel niedriger als in den »alten« Industriestaaten. Man vergleiche beispielsweise nur die USA (mit 19,7 t pro Kopf) und Deutschland (10,3 t) mit China (3,7 t), Indien (1 t) oder Brasilien (1,76 t) (Zahlen von 2004).

Seit 25 Jahren wird nun über Klimaschutz diskutiert und beraten, aber die bisherigen Beschlüsse und Maßnahmen dazu sind nur halbherzig. Bereits 1992 wurde auf der Konferenz der Vereinten Nationen in Rio de Janeiro die Klimarahmenkonvention verabschiedet. Die Staaten verpflichteten sich dazu, dass »eine gefährliche anthropogene Störung des Klimasystems verhindert« wird. In der japanischen Stadt Kyoto wurde fünf Jahre später über Klimaschutzmaßnahmen diskutiert und das so genannte Kyoto-Protokoll beschlossen. Es ist ein Zusatzprotokoll zur Klima-Rahmenkonvention, trat aber erst nach Unterzeichnung von zuletzt Russland im Jahr 2005 in Kraft. Das Kyoto-Protokoll wurde insgesamt von 141 Staaten ratifiziert, die zusammen 85 Prozent der Weltbevölkerung und 62 Prozent der Treibhausgas-Emissionen abdecken – die USA allerdings, als größter Emittent, sind nicht dabei. Die Vertragsstaaten haben sich geeinigt, die Treibhausgas-Emissionen bis zum Jahr 2012 insgesamt um 5,2 Prozent zu senken, Deutschland soll dazu 21 Prozent beitragen (die Reduktions-Verpflichtung ist so hoch, weil der Zusammenbruch der ostdeutschen Industrie Anfang der 90er Jahre einberechnet wurde), Österreich 13 Prozent und die Schweiz 8 Prozent. Für die Entwicklungsländer und die Schwellenstaaten China und Indien sind keine Absenkungsverpflichtungen vorgesehen.

Bisher sieht alles danach aus, dass nicht einmal das bescheidene Kyoto-Ziel von 5,2 Prozent eingehalten wird. Die westlichen Industriestaaten werden ihre Emissionen bis 2010 voraussichtlich sogar um bis zu 20 Prozent erhöhen. Dabei sind – anders als vor zwanzig Jahren – die Folgen und die Kosten eines Klimawandels viel deutlicher geworden und werden mittlerweile politisch auch ernster genommen. Selbst die USA haben dies im Sommer 2007 auf dem G8-5-Gipfel in Heiligendamm, wenn auch widerstrebend, anerkannt und damit auch die Notwendigkeit einer Halbierung der weltweiten Treibhausgas-Emissionen bis 2050.

Emissionshandel Im Rahmen des Kyoto-Protokolls sollen die einzelnen Länder die Treibhausgase durch spezifische Maßnahmen reduzieren, zusätzlich gibt es ökonomische

Instrumente, durch die am Markt die kostengünstigsten Lösungen gefunden werden sollen. Beim so genannten Emissionshandel bekommt ein fester Kreis von Großemittenten – zum Beispiel Kraftwerke – »Emissionsrechte« zugeteilt, die in einem vorgegebenen Zeitrahmen um einen bestimmten Prozentsatz reduziert werden müssen. Wenn ein Kraftwerksbetreiber seine Emissionen über die vorgegebene Menge hinaus und besonders günstig reduziert, kann er die zusätzlich vermiedene Emission am Markt verkaufen. Nach dem gleichen Prinzip dürfen vermiedene Emissionen international gehandelt werden. Ein deutsches Unternehmen kann beispielsweise in einem Entwicklungsland eine Biogas-Anlage bauen und damit Treibhausgase kostengünstiger vermeiden als durch eine Nachrüstung in seinem hiesigen Unternehmen – die in dem Entwicklungsland eingesparten Emissionen kann es sich dann auch hier anrechnen lassen. Kooperationen zwischen Industrieländern und Entwicklungsländern sind im so genannten Clean Development Mechanism (CDM) geregelt, solche zwischen Industrieländern im Joint Implementation (JI).

Der in der EU und Deutschland in einer ersten Verpflichtungsperiode eingeführte Emissionshandel zeigte nur wenig Wirkung. Das lag vor allem daran, dass die Emissionsrechte zu Beginn kostenlos zugewiesen wurden, dass die Reduzierungsvorgabe zu gering war und dass durch die Art der Zuteilung Braunkohlekraftwerke begünstigt wurden. In der anstehenden zweiten Verpflichtungsperiode sollten deshalb ein Teil der Emissionsrechte versteigert und eine höhere Reduktionsverpflichtung festgelegt werden.

Für den Schutz des Klimas ist eine weltweite Energiewende erforderlich: Der Verbrauch kann bis 2050 mindestens halbiert werden und die erneuerbaren Energieträger können in diesem Zeitraum weiter ausgebaut werden und dann mindestens 50 Prozent des (bis dahin halbierten) Energieverbrauchs abdecken. Die Potentiale für effizienteren Energieeinsatz und Energieeinsparen sind enorm – auch im privaten Bereich, schon mit heutigen Produkten und ohne Mehrkosten.

Lassen Sie sich überraschen!

Klimaschutz – maßgeschneidert für Sie

Stimmt: Alles muss anders werden, wenn wir die Erde bewahren wollen. Bei der Suche nach den Schuldigen, die für den Fieberschub der Erde verantwortlich sind, zeigt man gern mit dem Zeigefinger auf die üblichen Verdächtigen – die Wirtschaft, die Politik, die USA, die haben es vermasselt. Und die sollen es jetzt, bitteschön, auch wieder richten.

Aber wer mit dem Zeigefinger auf einen anderen zeigt, auf den weisen bekanntlich drei Finger zurück.

Finger 1 Immer tauglich als Hauptangeklagter: die USA. Richtig ist, dass die Vereinigten Staaten von Amerika den mit weitem Abstand höchsten Pro-Kopf-Ausstoß von CO_2 aufweisen, nämlich jährlich 20 Tonnen pro Nase, und – zumindest bis Ende 2006 – die Klimaschutz-Politik torpediert haben. Ja und? Sie finden immer ein Land auf der Welt, das schlechte Politik macht. Wollen Sie im Ernst Ihre eigenen Entscheidungen daran ausrichten? Sie kaufen ja auch keine Waffen, nur weil die USA ein lasches Waffengesetz haben.

Finger 2 Schuldig: die Unternehmen. Richtig ist, dass die viel falsch machen – Großkraftwerke mit schlechtem Wirkungsgrad werden gehalten, Kraft-Wärme-Kopplung wird viel zu wenig eingesetzt, die Autohersteller verpennen den Rußfilter und die Hybridtechnologie und die Billigflieger heben auf Kosten der Umwelt ab. Andererseits haben die Unternehmen in den letzten zehn bis fünfzehn Jahren viele gute und energieverbrauchsarme Produkte und Dienstleistungen auf den Markt gebracht, die aber, liebe Zeitgenossen, leider viel zu wenige Abnehmer gefunden haben.

Finger 3 Die Politik soll uns vor dem Klimawandel bewahren. Richtig ist, dass die Politik viel falsch macht. Keine scharfen

Vorgaben für Kraftwerke und Kraft-Wärme-Kopplung in der Industrie, eine kurios tragische Kerosin-Steuerbefreiung und Mehrwertsteuerbefreiung beim Flugverkehr, eine zögerliche Energieeinsparverordnung, immer wieder dem Druck der Automobil-Lobby erlegen, bis heute keine CO_2-Grenzwerte für die Autos, kein Tempolimit, keine wirklich knackige Energiesteuer. Andererseits werden die Beschimpfung der Politik und diese »Die-da-oben-wir-da-unten«Leidensnummer langsam lächerlich. Warum machen Sie denn keine Politik, wenn DIE Politik so schlecht ist? Und warum sind die Grünen 1990 aus dem Bundesparlament geflogen, nachdem sie um des Klimaschutzes willen eine Erhöhung des Benzinpreises auf 5 DM – das sind etwa 2,56 Euro – gefordert hatten? Erwarten Sie im Ernst, dass sich Bundestagsabgeordnete für ein Tempolimit einsetzen, wenn sie auf der Autobahn bei Tempo 150 von allen anderen überholt werden?

Ich frage also: Haben Sie ein Drei-Liter-Auto gekauft? Nutzen Sie Carsharing? Haben Sie Haus oder Wohnung wärmegedämmt? Eine neue effiziente Heizungsanlage eingesetzt? Oder als Mieter eine solche Wohnung gesucht? Haben Sie die energiesparenden Haushaltsgeräte mit der besten Energieeffizienzklasse gekauft? Haben Sie den Stromanbieter gewechselt und beziehen Ökostrom? Haben Sie die Energiesparlampen eingedreht?

Sie hätten mit diesen Maßnahmen ohne Komfortverzicht und ohne Mehrkosten mehrere Tonnen CO_2 pro Jahr einsparen können. Greenpeace ist auf Schornsteine geklettert, um Druck auf Wirtschaft und Politik zu machen, Greenpeace wird aber nicht Ihre Ölheizung oder Ihren Geländewagen besetzen. Da müssen Sie schon selbst etwas tun. Wir brauchen nicht nur den Boykott, sondern auch den Buykott. Und zwar von Ihnen. Nutzen Sie die Macht des Verbrauchers!

Gut zu wissen Die CO_2-Emissionen der Deutschen lagen im Jahr 2006 bei 878 Millionen Tonnen CO_2 – das sind pro Kopf mehr als 10 Tonnen und damit laut dem letzten Bericht des Weltklimarats mehr als 8 Tonnen pro Nase zu viel, wenn wir den Klimawandel zumindest nicht weiter eskalieren lassen wollen. Die Treibhausgas-Emissionen (von CO_2 und den anderen Treibhausgasen) lagen pro Kopf bei rund 12 Tonnen CO_2-Äquivalente. Als Einzelner kann man davon etwa zwei Drittel über Kaufentscheidungen und Verhalten direkt beeinflussen, wenn man die Gewinnung der Rohstoffe und die Herstellung der Produkte einbezieht (Ökobilanz).

Zu den Treibhausgas-Emissionen der privaten Haushalte gibt es ein verwirrendes Sammelsurium von Bezeichnungen und statistischen Erhebungen. Mal werden CO_2-Emissionen angegeben, mal CO_2-Äquivalente, mal beziehen sich diese Angaben nur auf die Nutzung der Endenergie (beispielsweise Heizöl), mal ist die Herstellung der Produkte und der Endenergie einbezogen, mal wird nur die Freisetzung im geografischen Raum Deutschland angegeben, mal richtigerweise auch die Emission des Flugverkehrs über den Meeren. Wer soll da durchsteigen?

Bei den meisten Verbraucher-Produkten und Aktivitäten (Heizung, Pkw-Verkehr, Stromverbrauch) machen die Kohlendioxid-Emissionen den absoluten Löwenanteil aus; deswegen werden meistens nur die CO_2-Werte angegeben. Ein Beispiel: Bei den Autos werden vom Hersteller nur die CO_2-Emissionen angegeben, die durch die Verbrennung des eingesetzten Benzins freigesetzt werden. Diese liegen bei 2,4 kg CO_2 pro Liter Normalbenzin. Nimmt man aber alle Treibhausgas-Emissionen bei der Gewinnung von Erdöl, bei dem Transport und der Verarbeitung in der Raffinerie dazu, dann werden insgesamt 2,78 kg CO_2-Äquivalente freigesetzt – in Wahrheit also 16 Prozent mehr Treibhausgase.

In zwei Bereichen, die die Verbraucher betreffen, liegen die Treibhausgas-Emissionen deutlich höher als die CO_2-Emissionen – bei Lebensmitteln (vor allem wegen der Emissionen von Methan aus der Tierhaltung und Distickstoffoxid aus dem Dünger) sowie beim Flugverkehr – vor allem bei den Fernflügen. Deswegen werden beim Flugverkehr und Lebensmitteln meistens CO_2-Äquivalente angegeben. Der Australien-Urlaubsflug schlägt gleich mit 12,6 t CO_2-Äquivalenten pro Person zu Buche.

Betrachtet man nur den direkten Verbrauch von Energie bzw. Endenergie und die direkten CO_2-Emissionen in den verbraucherrelevanten Bereichen Hausheizung, Warmwasser, Strom und Verkehr, liegt der Anteil der privaten Haushalte an den CO_2-Emissionen je nach Abgrenzung zwischen 20 und 25 Prozent.

Bezieht man allerdings auch die vorgelagerten Herstellungsprozesse mit ein – die Herstellung der Produkte (Autos, Computer, Waschmaschinen etc.), die ineffiziente Produktion von Strom, die Förderung und Verarbeitung von Rohöl zu Benzin usw. – dann liegen die Werte bei etwa 65 bis 70 Prozent. Im Klima-Knigge werden in der Regel die CO_2-Emissionen inklusive der vorgelagerten Herstellungsprozesse aufgeführt, weil nur diese den gesamten Treibhauseffekt abbilden. Wir wollen hier schließlich keine Augenwischerei betreiben!

Die individuellen Beiträge sind sehr unterschiedlich, im Durchschnitt teilen sich die 10,7 Tonnen CO_2 etwa so auf:

CO_2-Emissionen pro Kopf in den Konsumbereichen

Bereiche	CO_2
Heizung	2,0 t
Privatfahrzeuge	1,6 t
Öffentlicher Verkehr	0,1 t
Flugzeug	0,9 t
Strom	0,9 t
Lebensmittel	1,5 t
Herstellung der Produkte und Güterverkehr	2,5 t
Öffentliche Infrastruktur	1,2 t
Gesamt	**10,7 t**

Für den Klimaschutz ist aber nicht nur wichtig, welchen Beitrag ein Produkt oder eine Aktivität an den CO_2-Ausstößen hat, sondern vor allem, wie hoch die Einspar-Möglichkeit ist und wie schnell, wie (un)aufwändig und kostengünstig sie realisiert werden kann. Im unten stehenden Diätplan ist das jeweils angegeben.

Der Prima-Klima-Tipp Wechseln Sie einfach den Stromanbieter und ersetzen Sie den konventionellen Strom durch Ökostrom. Das ist die wichtigste, einfachste und schnellste Klimaschutz-Maßnahme. Sie können auf einen Schlag über 1,5 Tonnen CO_2 einsparen. In einigen Tarifgebieten kostet Ökostrom vergleichbar viel wie normaler Strom, in anderen Regionen ist er nur geringfügig teurer.

Falls Sie immer noch der Überzeugung sind, dass privater Umweltschutz mehr Geld kostet, sind Sie auf dem falschen Dampfer. Gegenüber den 1970 und 1980er Jahren haben sich die Produkte und Kosten deutlich gewandelt. Wirklich teurer sind nur noch wenige Produkte wie etwa Bio-Lebensmittel.

Bei den energieverbrauchsarmen Produkten und Aktivitäten können Sie dagegen sogar Geld sparen – besonders viel bei Autos, Energiesparlampen oder beim Stand-by-Verbrauch von Elektrogeräten.

Die nachfolgenden Seiten werden Ihnen zeigen, was wirklich wichtig ist, wo Sie wie viel Geld sparen, was schnell und leicht zu machen ist. Mit sieben Maßnahmen können Sie schon ab morgen schnellleichteinfach das Klima schonen: Sie wechseln auf Ökostrom (supereinfach, superwichtig, superschnell), drehen die neuen Energiesparlampen rein, die es jetzt in allen Formen und mit dem schönen extrawarmweißen Licht gibt, schalten unnötigen Stand-by-Strom ab, nehmen häufiger das Fahrrad anstelle des Autos, fahren mit dem Auto nach ADAC-Vorschlag spritsparend, drehen im Winter die Heizung um ein Grad runter und waschen bei niedrigeren Temperaturen und mit voller Wäschetrommel. Damit spart ein Zwei-Personen-Haushalt schon zwei Tonnen CO_2-Äquivalente pro Jahr. Schnellleichteinfach. Nicht alles davon müssen Sie auf einen Streich erledigen: auch beim Klimaschutz kann man – wie bei vielen wichtigen Lebensentscheidungen – immer noch individuell auswählen.

Ordentlich sparen kann man nicht nur beim Kauf eines Produkts, sondern auch durch klimabewusstes Verhalten:
• Moderates Autofahren spart Nerven und ca. 1 Liter Benzin auf 100 km. Übers Jahr spart man rund 120 Liter Benzin und ca. 160 Euro.
• Zu Hause wummern Dutzende von Elektrogeräten und Trafos still vor sich hin und verbrauchen unnötig Stand-by-Strom. Mit wenig Aufwand kann man im Jahr um die 400 kWh Strom sparen und die Strom-Rechnung um 80 Euro senken.
• Bei der Heizung können Sie mit einigen Tricks bis zu 300 Euro pro Jahr sparen. Wenn Sie beispielsweise die Zimmer-

temperatur um ein Grad senken, sparen Sie schon etwa 5 Prozent Energie. Und Ihre Bronchien atmen auf.

* Richtiges Wäschewaschen mit voller Wäschetrommel und niedriger Waschtemperatur spart Zeit, Strom, Wasser, Waschmittel und ca. 45 Euro im Jahr.
* Richtig viel Geld gibt man beim Auto aus. Mit einem guten Niedrigverbrauchs-Auto sparen Sie je nach Marke und Größe zwischen 1200 und 2200 Euro pro Jahr. Davon können Sie dann die Wärmedämmung (Zins und Tilgung) von Ihrem Haus finanzieren.

Falls Ihnen Klimaschutz wichtig ist und Sie sich nicht mit Kinkerlitzchen aufhalten wollen, sollten Sie aber bei den folgenden Schlüssel-Entscheidungen aufpassen. Die Wahl des Wohnorts entscheidet darüber, wie weit Sie und Ihre Familienmitglieder in den nächsten Jahren und Jahrzehnten zur Arbeit, Schule oder zum Einkauf fahren müssen. Die Größe des Hauses oder der Wohnung, der Energiestandard und die Zahl der Haushaltsgeräte bestimmen Heiz- und Stromkosten. Wenn Sie ein Auto kaufen, entscheiden Sie für die nächsten zehn Jahre über einen Benzinverbrauch in der Höhe von etwa 10 000 bis 15 000 Liter – oder deutlich weniger! Haushaltsgeräte wie Kühlschränke, Waschmaschinen, Wäschetrockner, Spülmaschinen oder Fernsehgeräte halten zehn Jahre und länger. Für die Strompreissteigerungen in diesem Zeitraum rüsten Sie sich am besten mit dem Kauf energieverbrauchsarmer Geräte.

Bei den Stromfressern unter den Haushaltsgeräten zahlen wir über die Stromrechnung schon lange einen zweiten und hohen Preis. Aber dummerweise kennen wir zwar jedes Schnäppchenangebot, aber nicht die Höhe unserer Stromrechnung, nicht einmal ungefähr ...

Einige wichtige Energiespar-Maßnahmen brauchen Planung, mehr Zeit und manchmal auch mehr Aufwand. Das müssen Sie nicht morgen machen. Da wechseln Sie ja schon zu Ökostrom. Auch nicht übermorgen. Da kaufen Sie ja die Energiesparlampen. Aber dann ...

Ein Auto können Sie gegebenenfalls vorzeitig verkaufen und dafür ein Niedrigverbrauchsauto erstehen. Sie brauchen kein schlechtes Gewissen zu haben, dass dann andere das Auto mit dem höheren Verbrauch fahren – denn Sie verändern durch Ihre Entscheidung die Nachfragestruktur im Automobilmarkt.

Wenn Sie aber Ihrem Haus eine Wärmedämmung oder eine neue Heizungsanlage verpassen wollen, dann sollten Sie sich die nötige Zeit nehmen, um sorgfältig zu planen, eventuell eine Energieberatung machen zu lassen, verschiedene Angebote einzuholen, vielleicht einen günstigen Kredit aufzunehmen, sich gegebenenfalls mit anderen Hausbewohnern abzustimmen oder als Mieter erst den Hausbesitzer zu überzeugen. Kurz: Das dauert länger. Aber auf die lange Bank sollten Sie es nicht schieben. Denn die derzeit noch zinsgünstigen Kredite, die es dafür gibt, werden auch einmal auslaufen und die bald viel höheren Energiepreise wollen Sie ja auch nicht unbedingt zahlen. Die zusätzlichen Kosten für solche Maßnahmen amortisieren sich in den meisten Fällen durch die Energieeinsparung.

Gebrauchsgüter wie Waschmaschinen, Fernsehgeräte, Fahrräder oder Herde werden Sie in der Regel erst dann neu kaufen, wenn die alten Geräte ihren Dienst aufgeben oder technisch veraltet sind. Manchmal allerdings kann sich der vorzeitige Austausch eines alten Kühlschranks oder Gefriergeräts lohnen. Auf jeden Fall sollten Sie vor einem Neukauf die EcoTopTen-Marktübersicht des Öko-Instituts für energiesparende Produkte studieren (www.ecotopten.de). Ziel der vom Öko-Institut initiierten EcoTopTen-Kampagne ist die Förderung nachhaltiger Produkte im Massenmarkt.

Während bei den meisten bisherigen Initiativen für einen nachhaltigen Konsum nur auf die Umwelteigenschaften der Produkte geachtet wurde, haben die in der Kampagne empfohlenen EcoTopTen-Produkte eine hohe Qualität und einen bezahlbaren Preis und schonen die Umwelt. Vorgestellt werden die Produkte in Marktübersichten, die neben einer ökologischen Bewertung auch Angaben zum Kaufpreis und zu den jährlichen Folgekosten, zum Beispiel für den Stromverbrauch, Benzin oder Heizöl, beinhalten. Soweit vorhanden, werden die Ergebnisse von Qualitätstests, beispielsweise der Stiftung Warentest, aufgeführt. Zum direkten Vergleich werden typische konventionelle Produkte mit vorgestellt.

Ergänzend erhalten Sie Tipps zur kostensparenden und umweltschonenden Nutzung der Produkte. Im Gegensatz zu vielen anderen Initiativen werden also nicht allgemeine Produktempfehlungen gegeben, sondern konkrete Produkte mit Umweltbewertung und jährlichen Gesamtkosten vorgestellt.

EcoTopTen konzentriert sich auf zehn Produktfelder mit insgesamt 25 Produktgruppen. Diese umfassen insgesamt etwa zwei Drittel aller Verbraucherausgaben, entsprechen 64 Prozent der CO_2-Emissionen und 58 Prozent des Energieverbrauchs in Deutschland (Werte jeweils inklusive der Herstellung und Entsorgung der Produkte). Wenn ein Verbraucher in allen Produktgruppen statt der konventionellen Produkte bzw. Marktführer nur EcoTopTen-Produkte kauft, entstehen ihm keine Mehrkosten. Die energieverbrauchsarmen EcoTopTen-Produkte sind billiger, die Lebensmittel mit Biosiegel teurer – Einsparungen und Mehrkosten gleichen sich aus.

Ecotopten-Produktfelder	Ecotopten-Produktgruppen
Wohnen	Gas-Brennwertkessel, Holzpelletheizung, Energiesparlampe, 3-Liter-Haus
Mobil sein	Pkw-Flotte, Car-Sharing, BahnCard, Fahrrad
Essen & trinken	Lebensmittel
Kühlen, kochen, spülen	Kühl- und Gefriergeräte, Herd, Wasserkocher, Spülmaschine
Hose, Hemd & Co.	Textilien
Wäsche waschen & trocknen	Waschmaschine, Wäschetrockner
Informieren & kommunizieren	Anrufbeantworter im Netz, Computer, Bildschirm, Drucker
Fernsehen & Co.	TV-Gerät & Festplattenrekorder, Flachbildschirm-TV mit PC-Anschluss
Strom beziehen	Ökostrom
Geld anlegen	Altersvorsorgeprodukte, Geldanlagen

Die 25 Produktgruppen wurden mit Ökobilanzen und Lebenszykluskostenrechnungen analysiert. Auf Basis der Produktanalysen werden Kriterien für die EcoTopTen-Produkte sowie Innovationsziele für Neu- oder Weiterentwicklungen von nachhaltigen Produkten aufgestellt. Dabei baut EcoTopTen soweit möglich auf bestehenden Produktsiegeln, Rankings und Produkttests auf. Bei Autos werden beispielsweise die bewährten ökologischen Kriterien der Auto-Umweltliste des Verkehrsclubs Deutschland (VCD) e.V. übernommen. Das Neue bei EcoTopTen: Das Öko-Institut bezieht in die Gesamt-

bewertung neben der Umweltbewertung aus der VCD-Liste gleichgewichtig die jährlichen Gesamtkosten ein, also Kraftstoffkosten, Steuern, Versicherung, Reparaturen und Wertverlust.

Es gibt kein Klimaschutz-Generalrezept, das für alle passt. Sie müssen nicht müssen. Sie sollen wollen. Setzen Sie die erste Hürde nicht zu hoch. Sonst machen Sie es ja doch nicht. Machen Sie doch zuerst einfach das, was Ihnen leicht fällt.

Wenn Sie auf dem Land wohnen und Kinder haben, wird Car-Sharing vermutlich nicht dazu gehören. Aber Sie könnten beim nächsten Autokauf ein Niedrigverbrauchsauto erwerben.

Wenn Sie Gartenbesitzer sind, brauchen Sie vermutlich keinen Wäschetrockner. Für ein kinderloses Paar in einer Stadtwohnung ohne Zugang zu Balkon oder Garten sieht das ganz anders aus: Das kauft für die Wäsche wahrscheinlich einen Trockner, natürlich einen der A-Klasse. Dafür fällt diesem Paar wahrscheinlich das Car-Sharing leichter. Je niedriger die ersten Hürden sind, desto schneller kommen Sie hinüber und richtig ins Laufen.

Und wenn Sie mal in Schwung sind: Wer richtig strategisch Energie und Geld sparen möchte, sollte sich an den Klima-Diätplan halten. Bei dem werden Freunde und Kollegen neidisch.

Die Klima-Diät

Wie dick sind wir eigentlich? Mehr als 10 Tonnen Kohlendioxid, die wir pro Nase im Jahr ausstoßen, das ist eine ziemliche Menge, aber optisch kann man sich das nicht vorstellen. Wenn wir einen Ballon mit 10 Tonnen reinem CO_2-Gas füllen würden – bei normaler Temperatur und normalem Druck –, benötigten wir dafür einen Ballon, der 5,4 Millionen Liter fassen kann, also einen recht voluminösen Ballon. Aber der Klimawandel fängt ja schon damit an, dass wir außerdem noch den CO_2-Gehalt in der Luft weltweit von 280 ppm (Millionstel Teilen) auf 380 ppm erhöht haben – also »nur« um 100 millionstel Teile pro Kubikmeter oder Liter. Unser Beitrag zur Luftbelastung ist also noch viel größer. Grund genug zum Abnehmen und für eine Klimadiät.

Vermutlich wissen Sie gar nicht, für wie viel CO_2-Emissionen Sie ganz persönlich verantwortlich sind. Denn die 10 Tonnen CO_2 sind ja nur der Durchschnitt pro Haushalt. Wer ein großes Haus hat und viel in der Weltgeschichte herumfliegt, ist vielleicht für 50 Tonnen verantwortlich, ein anderer vielleicht für nur 7 Tonnen.

Und wie viel will man denn abnehmen und bis wann? Die Bundesregierung hat beschlossen, die CO_2-Emissionen bis 2020 um 40 Prozent zu reduzieren. Das können Sie auch – nur schneller. Der nachfolgende Diät-Plan enthält Beispielszahlen für einen Zwei-Personen-Haushalt, weil dies die häufigste Haushaltsgröße ist und nahe beim statistischen Durchschnittshaushalt (2,1 Personen) liegt. Zahlen für andere Haushaltsgrößen können Sie grob über die Personenzahl umrechnen. Wenn Sie sich diese Aufgabe vornehmen, müssen Sie berücksichtigen, dass die Pro-Kopf-Emissionen in einem Ein-Personen-Haushalt statistisch über dem Durchschnitt liegen, bei einem Mehr-Personen-Haushalt dagegen – pro Kopf – unter dem Durchschnitt. Falls Sie es genauer wissen wollen, wie hoch Ihre Pro-Kopf-Emissionen sind: Eine kleine Rechen-Anleitung finden Sie im Internet unter www.freiburg.de/co2.

Die Klima-Diät ist – wie jede Diät – nur erfolgreich, wenn Sie den persönlichen Umständen und Wünschen angepasst wird. Wenn Sie mit drei Kindern und einer kranken Großmutter auf dem Land oben am steilen Berg, fernab von Bus und Bahn wohnen, sollten Sie sich nicht als Erstes vornehmen, Ihr Auto verkaufen zu wollen. Mit den meisten Maßnahmen und dem Diätplan insgesamt sparen Sie auch noch Geld. Bei manchen Maßnahmen ist aber eine Vor-Investition notwendig – zum Beispiel wenn Sie mehrere Energiesparlampen kaufen. Aber Sie haben mit dem Diätplan auch die Möglichkeit, Maßnahmen zu strecken oder später zu beginnen.

Der Prima-Klima-Tipp Wenn Sie ältere Kinder haben (die schon mit Strom umgehen können): Schenken Sie ihnen ein Strommess-Gerät und versprechen Sie ihnen, dass sie die Stromersparnis vom ersten Jahr als zusätzliches Taschengeld ausgezahlt bekommen – das können weit über hundert Euro sein. Und schon ist der Ehrgeiz geweckt ...

Der Klima-Diätplan
• Sie wechseln den Stromanbieter und beziehen Ökostrom. Anruf oder Mail, dann Unterzeichnung des neuen Vertrags. Mehrkosten je nach Tarifgebiet 0–40 €/Jahr. Die Mehrkosten sparen Sie gleich wieder im nächsten Schritt beim Standby ein!
Zeitaufwand: gering, geht schnell, dann kein Aufwand mehr
Einsparung: 1545 kg CO_2-Äquivalente/Jahr

- Sie kaufen ein Strommessgerät und drei abschaltbare Steckerleisten (Kosten zusammen etwa 40 €) und checken die einzelnen Stromfresser durch ... Unnötiges Stand-by wird ab sofort abgeschaltet, bei mehreren Geräten über eine Steckerleiste. Ein Durchschnittshaushalt kann so um die 400 kWh Strom bzw. 80 € pro Jahr sparen.

Zeitaufwand: Stand-by-Verbrauch ist schnell gemessen; andere Messungen brauchen mehr Zeit, so sollte das Messgerät beim Kühlschrank mehrere Tage angeschlossen werden.

Einsparung: 264 kg CO_2-Äquivalente/Jahr bei Normal-Strom und 60 kg CO_2-Äquivalente/Jahr bei Ökostrom

- Das Auto fahren Sie ab jetzt moderat (Einsparung 120 Liter Benzin und 161 € pro Jahr). Kürzere Wege fahren Sie ab morgen mit dem Fahrrad. Etwa 2,7 km am Tag (umgerechnet sind das 1000 km Fahrrad pro Jahr) sparen mindestens 80 Liter Benzin und 107 g, eher deutlich mehr.

Zeitaufwand: gering, auf kurzen Wegen ist das Fahrrad schneller

Einsparung: 334 kg CO_2-Äquivalente durch moderates Fahren; 222 kg CO_2-Äquivalente bei täglich 2,7 km Fahrrad statt Auto

- Sie kaufen Energiesparlampen (gibt es jetzt in vielen Formen und glühlampenähnlichem Licht (»extrawarmweiß«) und ersetzen 80 Prozent Ihrer Glühlampen. Sie sparen nach anteiligem Abzug der Kaufkosten rund 55 € pro Jahr und ca. 280 kWh Strom/Jahr.

Zeitaufwand: Gering; nur die Diskussion mit anderen Haushaltsmitgliedern kann länger dauern ...

Einsparung: 185 kg CO_2-Äquivalente/Jahr bei Normal-Strom und 42 kg CO_2-Äquivalente/Jahr bei Ökostrom

- Falls es Winter ist, schalten Sie die Zimmertemperatur um ein Grad herunter; senkt die Heizungskosten um ca. 55 € oder mehr.

Zeitaufwand: gering; ist auch gesünder
Einsparung: 250 kg CO_2-Äquivalente
- Richtiges Wäschewaschen: volle Trommel und niedrige Temperatur spart Strom, Wasser und Waschmittel (ca. 45 € pro Jahr)

Einsparung: 45 kg CO_2-Äquivalente/Jahr bei Normal-Strom und 10 kg CO_2-Äquivalente/Jahr bei Ökostrom

Mit diesen sechs Maßnahmen sparen Sie als 2-Personen-haushalt bereits rund 2,5 Tonnen kg CO_2-Äquivalente pro Jahr und jedes Jahr rund 460 € (im ersten Jahr müssen Sie noch die 40 € für den einmaligen Kauf von Strommessgerät und Steckerleisten abziehen).

- Im Laufe der Jahre brauchen Sie neue Haushaltsgeräte (Waschmaschine, Kühlschrank, Kühltruhe, Wäschetrockner, Spülmaschine, Fernsehgerät etc.) – hier finden Sie unter www.ecotopten.de jeweils aktuelle Marktübersichten für Best-Geräte ohne Mehrkosten: Sie zahlen beim Kauf mehr, aber sparen die Mehrkosten durch niedrige Stromkosten wieder ein. Die etwas höheren Preise können Sie gut vorfinanzieren – weil Sie durch die ersten sechs Maßnahmen bereits 460 € pro Jahr gespart haben.

Zeitaufwand: gering – Sie müssen nur www.ecotopten.de lesen.
Einsparung: mindestens 500 kWh Strom; ca. 330 kg CO_2-Äquivalente bei Normal-Strom; ca. 75 kg CO_2-Äquivalente bei Ökostrom

- Sie verkaufen Ihr Auto (ggfs. vorzeitig) und kaufen ein Niedrigverbrauchsauto. Bei der Marktübersicht des Öko-Instituts finden Sie Pkw der gleichen Größenklasse mit niedrigeren Gesamtkosten pro Jahr (bis zu 1200 €/Jahr weniger) und ca. 30

Prozent weniger Benzinverbrauch. Wenn Sie auf ein kleineres Auto umsteigen, können Sie noch mehr sparen (bis zu 2250 €/ Jahr).
Einsparung: ca. 870 kg CO_2-Äquivalente

Mit diesen insgesamt acht Maßnahmen sparen Sie als 2-Personenhaushalt bereits rund 3,4 Tonnen kg CO_2-Äquivalente pro Jahr und jedes Jahr ca. 1660 € bis 2710 €.

• Sie ersetzen Ihre alte Heizungsanlage durch eine neue energieeffiziente Anlage; zum Beispiel einen Gas-Brennwert-Kessel; gegebenenfalls parallel mit Einbau von Sonnenkollektoren zur Warmwassererzeugung. Keine Mehrkosten. Eine Marktübersicht finden Sie bei www.ecotopten.de.
Zeitaufwand: aufwändig und Vorinvestition nötig; das gilt aber für jeden Austausch einer Heizungsanlage
Einsparung: ca. 1000–1500 kg CO_2-Äquivalente; mit Sonnenkollektoren ca. weitere 500 kg CO_2-Äquivalente; bei Holzpelletheizung noch weit mehr
• Sie lassen das Haus/Ihre Wohnung wärmedämmen oder ziehen bei Gelegenheit in eine besser gedämmte Wohnung um. Durch zinsgünstige Kredite in der Regel keine Mehrkosten; hängt aber sehr vom jeweiligen Haus ab.
Zeitaufwand: aufwändig
Einsparung: ca. 2000–3000 kg CO_2-Äquivalente
• Es gibt noch weitere Maßnahmen, die zu deutlichen CO_2-Reduktionen führen und Geld sparen, aber mit Verhaltensänderungen verbunden sind; zum Beispiel: weniger fliegen; Umstieg vom Auto auf Bahn/Carsharing/Fahrrad; Ersatz Elektroherd durch Gasherd; bei Lebensmitteln: weniger Fleisch, mehr Gemüse und Obst, mehr Bio-Lebensmittel
Einsparung: mehrere Tonnen CO_2-Äquivalente

Sie können mit diesen Maßnahmen insgesamt etwa neun Tonnen CO_2-Äquivalente pro Jahr und dabei je nach Auswahl mehrere Tausend Euro pro Jahr sparen. Schon mit einem Teil des Geldes können Sie komplett auf Bio-Lebensmittel umstellen.

Schöner wohnen

Und den Sisyphus sah ich, von schrecklicher Mühe gefoltert,
Einen schweren Marmor mit großer Gewalt fortheben.
Angestemmt arbeitet er stark mit Händen und Füßen,
Ihn von der Au aufwälzend zum Berge. Doch glaubt er ihn jetzo
Auf den Gipfel zu drehen, da mit einmal stürzte die Last um;
Hurtig mit Donnergepolter entrollte der tückische Marmor.

Aus der Odyssee (11.Gesang, 593–598)
nach Johann Heinrich Voss

Seit Jahrzehnten arbeitet der überzeugte Umweltschützer daran, den Energieverbrauch von Produkten zu reduzieren. Doch kaum hat er Unternehmer oder den Gesetzgeber von der Notwendigkeit energetischer Verbesserungen bei einem Produkt überzeugt, kann er sicher sein, dass alle Einsparungen durch ein verändertes Verbraucherverhalten oder vom Hersteller eingebaute zusätzliche energieintensive Funktionen wieder zunichte gemacht werden. Und so hadert der Umweltschützer wieder einmal mit dem Widerspruch zwischen seinem immerwährenden Bestreben, den Energieverbrauch zu senken und der offensichtlichen Sinnlosigkeit seines Tuns. Der Umweltschützer ist der moderne Sisyphus – der hatte, wie uns die Sage erzählt, die Götter herausgefordert und musste zur Strafe einen Felsblock einen steilen Berg hochrollen, der ihm kurz vor dem Gipfel immer wieder entglitt und ihn zwang, wieder von vorn anzufangen. Einer aktuellen »Inszenierung« des Sisyphus-Mythos können wir bei dem folgenden Thema beiwohnen.

Drei Viertel aller Wohnhäuser wurden vor 1977 gebaut, also bevor die erste und übrigens nicht besonders anspruchsvolle Wärmeschutz-Verordnung in Kraft trat. Für den Klimaschützer sind Häuser vor allem wegen ihres hohen Energieverbrauchs bei der Nutzung ein Problem – bezogen auf den Gesamtenergieverbrauch über 100 Jahre Lebensdauer eines durchschnittlichen Hauses liegt er durch Heizen und Warmwassererzeugung bei etwa 90 Prozent. Der Wärmeverbrauch ist abhängig vom Energiestandard der jeweiligen Gebäude (zum Beispiel Wärmedämmung), den Heizungsanlagen und der Größe der beheizten Wohnfläche, nicht zuletzt aber auch von den Ansprüchen und dem Verhalten der NutzerInnen. Und da hat sich einiges verändert.

Spätestens seit der ersten Ölkrise in den 70er Jahren weiß jeder, dass Heizen viel Energie verbraucht und ganz schön teuer werden kann. Der durchschnittliche Heizenergieverbrauch lag Anfang der 1970er Jahre bei etwa 40 l Öl pro Quadratmeter Wohnfläche und Jahr. Zum Glück konnte er seitdem deutlich reduziert werden – durch Wärmedämmung und bessere Heizungsanlagen. Heute liegt der Verbrauch im Durchschnitt bei etwa 17 l Öl pro Quadratmeter Wohnfläche und Jahr. Er wurde also immerhin mehr als halbiert. Für unseren Sisyphus-Umweltschützer kein Grund zum Aufatmen: Denn die Wohnfläche pro Kopf und die Gesamtwohnfläche hat sich im gleichen Zeitraum mehr als verdoppelt – von 19,4 Quadratmeter pro Person im Jahr 1960 auf über 43 Quadratmeter pro Person. Damit ist der (End-)Energieverbrauch beim Wohnen trotz besser gedämmter Häuser und besserer Heizungen zwischen 1995 und 2004 um 2,4 Prozent gestiegen.

Wenn Sie die Wohnungen und Häuser von Verwandten, Freunden und Bekannten vor Ihrem geistigen Klimaschutzauge Revue passieren lassen, können Sie verschiedene Haushalte mit stark unterschiedlichem Energieverbrauch ausmachen. Der ideale Klimaschützer wohnt in der Stadt mit weiteren Haushaltsmitgliedern in einer gemieteten Wohnung eines Mehrparteienhauses – das weist die Statistik glasklar aus.

In Deutschland gibt es rund 82,3 Millionen Einwohner und 38,6 Millionen Haushalte (Zahlen von 2006). Die durchschnittliche Haushaltsgröße liegt bei rund 2,1 Personen, entspricht also etwa einem Zwei-Personen-Haushalt. Nur 29 Prozent der Haushalte sind Drei-und-Mehr-Personen-Haushalte, der große Rest dagegen Ein-Personen-Haushalte (37 Prozent) und Zwei-Personen-Haushalte (34 Prozent). In den letzten zehn Jahren ging der Trend zu kleineren Haushalten zwar weiter, zugleich aber stiegen die Ansprüche und damit auch die Größe der Wohnfläche und die Höhe des Energieverbrauchs – Sisyphus lässt grüßen.

Mit sinkender Personenzahl im Haushalt nehmen pro Person die Wohnfläche und der Endenergieverbrauch (Heizung, Warmwasser, Strom) zu. Bei einem Ein-Personen-Haushalt sind beide fast doppelt so hoch wie beim Mehrpersonen-Haushalt. Der Stromverbrauch im Ein-Personen-Haushalt ist fast 40 Prozent höher als beim Vier-Personen-Haushalt. Auch die Besitzverhältnisse und der Haustyp beeinflussen den Energieverbrauch. Denn selbst bei gleicher Haushaltsgröße ist die Wohnfläche im Einfamilienhaus deutlich größer als im Mehrparteienhaus; und die Eigentümerwohnung ist durchschnittlich um rund 38 Quadratmeter größer als die Mieterwohnung.

	Wohnfläche	Endenergie-Verbrauch pro Jahr	Stromverbrauch pro Jahr	Ausgaben für Kraftstoffe p.J.
pro Person bei 1-P-HH	62,5 m²	49,6 GJ	1790 kWh	528 €
pro Person bei 2-P-HH	43,4 m²	36,4 GJ	1515 kWh	275 €
pro Person bei 3-P-HH	28,5 m²*	26,2 GJ*	1294 kWh	258 €**

* (3-und Mehr-P.)   ** (berechnet auf 2 Erwachsene)

Der Prima-Klima-Tipp Wenn Sie in eine neue Wohnung/Haus umziehen, achten Sie auf einen guten Energiestandard (Energiepass!), auf die Nähe zum Arbeitsort, zur Schule und zu Einkaufsmöglichkeiten sowie auf eine gute Anbindung an öffentliche Verkehrsmittel. Die billigere Miete auf dem Land kommt meist teuer zu stehen. Das Zweitauto lässt grüßen!

Da die meisten neuen Häuser heute immer noch individuell gebaut werden und sich dementsprechend in Lage, Materialien oder Ausrichtung zur Sonne extrem unterscheiden, lässt sich keine Marktübersicht zu den Kosten erstellen. Nur Fertighäuser können Sie einigermaßen miteinander vergleichen. Das Öko-Institut hat deshalb unter www.ecotopten.de eine Marktübersicht über Fertighaus-Anbieter erstellt. Hier finden Sie auch Passivhäuser.

> **Passiv und Plus** Sie bauen ein neues Haus? Echt? Wissen Sie, was im Jahr 2107 sein wird? Dann wird Ihr neues Haus 100 Jahre alt. Und bis dahin wird es Jahr für Jahr so viel Heizenergie verbrauchen wie Sie heute festlegen. Wenn Sie nur den derzeit vorgeschriebenen – und zu

hohen – Energiestandard einhalten, werden Ihre Nachkommen oder die Menschen, die dann in Ihrem Haus leben, Sie 100 Jahre lang verwünschen. Oder wollen Sie etwa in 15 Jahren nachträglich und damit teuer sanieren?

Wer heute baut, sollte mindestens ein Passivhaus (mit einem Verbrauch von nur noch 1,5 Liter Öl pro Quadratmeter und Jahr) oder gleich ein Plus-Energie-Haus ins Auge fassen, das in Verbindung mit einer Photovoltaikanlage mehr Energie produziert als es verbraucht.

Die baulichen Mehrkosten eines Passivhauses, die heute für ein freistehendes Familienhaus bei etwa 15000 Euro und für einen Geschosswohnungsbau bei etwa 6000 Euro je Wohneinheit liegen, werden durch die Energieeinsparungen wieder eingespielt. Ein Passivhaus mit 133 Quadratmetern Wohnfläche benötigt pro Jahr nur noch rund 2000 kWh Wärme (entspricht etwa 200 Liter Öl) und in den nächsten 22 Jahren nur 44000 kWh bzw. 4400 Liter Öl – so viel wie das oben erwähnte alte Einfamilienhaus in einem Jahr.

Noch besser als Passivhäuser sind Plusenergiehäuser: Die Freiburger Solarsiedlung besteht aus 59 zwei- oder dreigeschossigen Plusenergiehäusern und dem 125 Meter langen »Sonnenschiff«, einem Plusenergie-Büro- und Gewerbekomplex von 6000 Quadratmetern: Die Gebäude haben den Wärmedämm-Standard von Passivhäusern und zusätzlich Photovoltaikanlagen auf dem Dach, sodass sie mehr Primärenergie (in Form von Strom) produzieren als sie an Heizenergie benötigen. Da der Strom zu wertvoll zum Heizen ist, wird er ins allgemeine Stromnetz eingespeist. Der geringe Heizwärmebedarf wird dafür von einem nahegelegenen Holzhackschnitzel-Blockheizkraftwerk bezogen.

Sanieren und sparen

Passivhäuser und Plusenergiehäuser sind für Neubauten heute technischer Standard. Prima, werden Sie denken, wenn die in jeder Hinsicht vorteilhaft sind, dann sollten wir am besten doch nur noch Plusenergiehäuser bauen. Aber dann würden wir unser Problem erst in 100 Jahren gelöst haben. Denn leider ist der Markt für Neubauten ziemlich gesättigt; nur 1 Prozent Zubau findet noch statt. Für die Energieeffizienzstrategie heißt das: Von der perfekten Technik für neue Häuser bis zur Änderung des gesamten Wohn- und Gewerbebestands ist es noch ein langer Weg.

Gerade bei alten Häusern lassen sich viel Energie und eine beträchtliche Menge an CO_2-Emissionen einsparen. Die Deutsche Energieagentur sieht für ein typisches altes Einfamilienhaus (mit einem Wärmebedarf von 44 000 kWh/4 400 Liter Heizöl/Jahr) eine Einsparmöglichkeit von rund 75 Prozent der Heizenergie und Heizkosten – durch Wärmedämmung (36 Prozent), neue Fenster (16 Prozent), neue Heizung (10 Prozent), optimiertes Heizungspumpensystem (3 Prozent) und geändertes Nutzerverhalten (10 Prozent). Die Heizkosten betragen vor der Sanierung rund 2660 Euro pro Jahr, danach nur noch 700 Euro pro Jahr.

Die energetische Sanierung von Häusern rechnet sich fast immer: Die entstehenden Kosten (Investition bzw. langfristiger Kredit mit Zins und Tilgung) werden durch die eingesparten Energiekosten ausgeglichen.

Außerdem gibt es eine Vielzahl von zinsgünstigen Krediten, Zuschüssen und Steuervergünstigungen. Und: Sie können davon ausgehen, dass die Energiepreise in den nächsten Jahren, erst recht in den nächsten 25 Jahren kräftig steigen werden!

Die meisten Personen wohnen aber nicht in Einfamilienhäusern, sondern in Reihenhäusern, Mehrparteienhäusern oder großen Wohnblöcken. Hier geht die Sanierung noch einfacher – sprechen Sie doch einfach mal die Eigentümer oder Wohnungsverwaltung an.

Sanierung bei der Wohnungsgesellschaft Die Karlsruher Wohnungsgesellschaft Volkswohnung GmbH hat mit der Sanierung von vier Mehrparteienhäusern mit insgesamt 136 Wohnungen gezeigt, dass eine anspruchsvolle Altbausanierung für alle Beteiligten vorteilhaft sein kann.

Durch die Sanierung wurde der Heizenergiebedarf um 70 Prozent gesenkt (von 15,3 auf nur 4,5 Liter Öl/m^2). Die Kosten legte die Wohnungsgesellschaft mit einer Abschreibung von 35 Jahren auf die Kaltmiete um. Die Kaltmiete einer 100-m^2-Wohnung stieg dadurch um 70 €, um den gleichen Betrag sanken die Nebenkosten. Da die meisten Häuser im Gebäudebestand einen erheblich höheren Heizenergiebedarf als die Karlsruher Wohnungen haben, käme die Sanierung finanziell sogar deutlich günstiger.

Auf der Agenda Die Bundesregierung hat angekündigt, dass bis zum Jahr 2020 im Gebäudebereich 41 Millionen Jahrestonnen CO_2 eingespart werden sollen. Die energetische Sanierungsquote von Gebäuden soll verdoppelt werden, hierzu wurde bereits das CO_2-Gebäudesanierungsprogramm für die Jahre 2006 bis 2009 auf 1,4 Milliarden Euro aufgestockt. Die Energieeinsparverordnung wird 2007/2008 novelliert mit dem Ziel, die Energieverbrauchswerte von Neubauten in zwei Stufen um zweimal 30 Prozent zu senken.

Zur Wärmedämmung, modernen Heizungsanlagen, Sonnenkollektoren und Photovoltaik-Anlagen gibt es eine kostenlose Beratung (bei der Deutschen Energieagentur) und viele Fördermöglichkeiten durch Zuschüsse und zinsgünstige Kredite, zum Teil noch ergänzt durch lokale Förderprogramme oder Förderprogramme des jeweiligen Bundeslands. Vor einer größeren Sanierung sollten Sie eine Energieberatung durchführen lassen und auf jeden Fall mindestens zwei Angebote einholen. Adressen finden Sie im Anhang.

Der Prima-Klima-Tipp Noch wird die Sanierung des Gebäudebestands staatlich besonders gefördert. Sie können aber damit rechnen, dass die wesentlichen Maßnahmen in einigen Jahren gesetzlich vorgeschrieben und nicht mehr gefördert werden. Also: Schlagen Sie jetzt zu.

Alte Heizungsanlagen haben meist einen schlechten Wirkungsgrad und höhere Schadstoffwerte bei der Verbrennung. Wenn Sie Ihre alte Anlage ersetzen, sollten Sie Heizenergie- und Warmwassererzeugung möglichst koppeln und die Anlage zusätzlich mit Sonnenkollektoren ergänzen. Deren Einbau wird staatlich gefördert, der Fördersatz liegt bei 110 € pro Quadratmeter (Adressen im Anhang).

Ölheizungen sollten Sie möglichst durch Gasheizungen (geringere CO_2-Emissionen) oder Holzpellet-Heizungen (besonders klimaschonend), alte Gasheizungen durch Gas-Brennwertkessel oder Holzpelletheizungen ersetzen. Das Öko-Institut hat Vor- und Nachteile der einzelnen Systeme verglichen und die jeweiligen Einsparungen und Gesamtkosten aufgelistet (www.ecotopten.de).

• Gasbrennwertkessel sind teurer als Gas-Niedertemperaturheizungen, verbrauchen aber etwa 10 bis 15 Prozent weniger Gas und weisen entsprechend weniger CO_2-Emissionen auf. Die Mehrkosten beim Einbau amortisieren sich, bei steigenden Gaspreisen werden sie sogar überkompensiert. Beide sind günstiger als Öl-Niedertemperatur oder Öl-Brennwert-Heizungen.

- Holzpellet-Heizungen sind beim Einbau bzw. der Anschaffung teurer als die anderen Heizungsanlagen, haben aber deutlich niedrigere Brennstoffpreise. Da Bäume genau so viel Kohlendioxid binden, wie beim Verbrennen wieder freigesetzt wird, ist Heizen mit Holz fast klimaneutral (fast, nicht ganz, denn bei der Waldbewirtschaftung, beim Sägen und Transport wird fossile Energie benötigt und werden Treibhausgase freigesetzt). Im Vergleich zu einer Ölheizung werden über 90 Prozent (!) weniger CO_2 freigesetzt. Bei einem schlecht gedämmten Einfamilienhaus (obiges Beispiel mit 4400 Liter Heizölverbrauch) senkt das die jährlichen CO_2-Ausstöße von 16700 kg auf 1500 kg.

Die knifflige Prima-Klima-Frage Ist ein Passivhaus besser oder ein schlecht gedämmtes Haus mit Holzpellet-Heizung? Ganz klar: Das Passivhaus – denn bei dem sparen Sie schon mal 90 Prozent Energie und CO_2-Emissionen ein! So viel Holz und andere regenerative Energieträger haben wir auch auf absehbare Zeit nicht zur Verfügung, dass wir sie verschleudern können. Energiesparen ist mit Abstand die beste Energiequelle.

Passgerechte Wohnung Wer sich in den letzten Monaten einen neuen Pass ausstellen lassen musste, hat die Erfahrung gemacht, welcher Aufwand dabei heute betrieben wird – digitales Foto, biometrische Erkennung, eingeschweißte Daten. Beim Energiepass ist die Bundesregierung großzügiger: Sie lässt zwei unterschiedliche Typen zu – den richtigen Energiepass bzw. Bedarfsausweis und den nichtssagenden Verbrauchsausweis.

So tolerant sollten Sie keineswegs sein: Wer Ihnen als künftigem Mieter eine Wohnung mit Verbrauchsausweis unterjubeln möchte, dem sollten Sie die kalte Schulter zeigen, denn da würden Sie doch nur die Katze im Sack mieten. Womöglich war der Vormieter beruflich viel unterwegs, nur selten zu Hause oder Eskimo. So kann man eine Wärmeschleuder zum Passivhaus schönen; der Pass-Fälschung ist bei dem Verbrauchsausweis Tür und Tor geöffnet.

Bei den Nebenkosten einer Wohnung ist Wachsamkeit angesagt, sind sie doch mittlerweile zur zweiten Miete geworden. Nach Angaben des Deutschen Mieterbunds liegen sie derzeit im Schnitt bei 2,74 Euro/Quadratmeter und Monat, mit einem hohen Anteil der Energiekosten. Da Sie eine Wohnung voraussichtlich für einen längeren Zeitraum anmieten, können Sie davon ausgehen, dass die Nebenkosten mit den Energiepreisen munter weiter steigen werden.

Auch ohne großartige Wärmedämmung kann man in einem Altbau 10 bis 30 Prozent Energie sparen – einfach durch richtiges Verhalten. Die nachfolgende Checkliste hilft Ihnen dabei. Die Maßnahmen führen auch dazu, dass es in den Räumen weniger zieht und Sie sich behaglicher fühlen. Sie leben gesünder. Wenn Sie alle 33 Punkte in dem Prima-Klima-Gewinnspiel einheimsen, sparen Sie in einem Zwei-Personen-Haushalt bis zu 300 Euro für Heizenergie im Jahr und einige hundert Kilogramm CO_2-Emissionen. Also punkten Sie!

Das Prima-Klima-Gewinnspiel

Einzel-Maßnahmen	Mach ich	**Punktzahl**
die übliche Raumtemperatur ist nicht höher als 20 Grad; höhere Temperaturen sind ungesund; in der Küche können es 18° C sein, im Schlafzimmer 17° C.	5 Punkte	
Ein Grad Raumtemperatur weniger als 20° C spart etwa 5–6 % Heizenergie	5 Punkte	
Warmwassertemperatur möglichst tiefer als 60° C einstellen; möglichst zeitgesteuerte Regelung, vor allem bei Abwesenheit tagsüber	5 Punkte	
Heizungsregelung ist optimal eingestellt (Nachtabsenkung, wenn möglich tageweise und tageszeitgestufte Regelung)	5 Punkte	
Rollläden oder Fensterläden und Vorhänge sind in kalten Nächten geschlossen, Vorhänge decken nicht die Heizungen oder Thermostatventile ab.	2 Punkte	
Kein Dauerlüften mit gekipptem Fenster, stattdessen Stoßlüften mit weit geöffnetem Fenster und Durchzug (ca. 5 Min.)	2 Punkte	
In Abständen Heizkörper entlüften, Wasserdruck im Heizsystem kontrollieren.	2 Punkte	

Einzel-Maßnahmen	Mach ich	Punktzahl
Heizkörpernischen isolieren, zum Beispiel mit einer aluminiumbeschichteten zuschneidbaren Dämmplatte (geht auch ohne handwerkliche Begabung); es zieht weniger und ist behaglicher.	2 Punkte	
undichte Fenster, Türen und Fugen mit beschichtetem klebbaren Material abdichten; es zieht weniger.	2 Punkte	
Schlecht gedämmte Heizungsrohre und Warmwasserrohre in Kellerräumen isolieren (schaffen Sie ebenfalls ohne handwerkliche Begabung)	3 Punkte	
Gesamtzahl	33 Punkte	

Schule machen

Zum Altbaubestand gehören auch die meisten deutschen Schulen. Und in denen sieht es katastrophal aus. Nein, damit meine ich nicht die unter den Tischen klebenden Kaugummis, die Graffiti an den Wänden oder den Stundenausfall. Vor allem der bauliche und energetische Zustand vieler Schulen ist beklagenswert. Was sollen die Schüler da wohl für das Leben lernen?

Da die meisten Kommunen unter Finanzmangel leiden, werden kaum noch Sanierungen durchgeführt, geschweige denn Energie-Einspar-Investitionen getätigt, obwohl diese über die Jahre die Kosten erheblich reduzieren könnten. An der Freiburger Staudinger-Schule gründete sich 1998 unter Beratung des Öko-Instituts eine Schüler-Eltern-Lehrer-Initiative und schlussendlich die »ECO-Watt GmbH & CoKG Staudinger Gesamtschule«, die einen Vertrag mit der Stadt Freiburg schloss und die Sanierung der Schule organisierte wie auch finanzierte. Mit dem bereitgestellten Kapital von 270 000 Euro wurde eine neue Beleuchtungsanlage eingebaut, die Heizungs- und Lüftungssteuerung verbessert, eine neue Lastmanagementanlage installiert und es wurden Maßnahmen zur Wassereinsparung getroffen. Darüber hinaus investierte die ECO-Watt-Gesellschaft in eine thermische Solaranlage für die Warmwasserbereitung.

Das Ergebnis war ein voller Erfolg: In den sieben Jahren seit der Sanierung wurden 1 270 000 kWh Strom und 4,7 Millionen kWh Wärme und damit 2,3 Millionen kg CO_2 eingespart und den Anlegern (Eltern, Lehrer und andere Privatpersonen) die vereinbarte Rendite von jährlich 6 Prozent gezahlt. Die Schule erhielt aus den Einsparungen 69 000 Euro zur freien Verfügung. Und ganz nebenbei wurde noch der Wasserverbrauch um 67 Millionen Liter (!) reduziert.

Im Herbst 2007 läuft der Vertrag aus. Die Stadt Freiburg kann dann die weiteren jährlichen Einsparungen von rund 100 000 Euro auf ihr eigenes Konto gutschreiben.

Was in Freiburg angefangen hat, wurde inzwischen in Nordrhein-Westfalen in Kooperation mit dem Wuppertal Institut weiter entwickelt: An vier Schulen wurden weitere Bürger-Contracting-Projekte umgesetzt und noch weitergehende Maßnahmen zur Energieeinsparung und Stromerzeugung (Solar und Kraft-Wärme-Kopplung) als in Freiburg vereinbart. So konnte am Aggertal-Gymnasium in Engelskirchen eine CO_2-Minderung von über 50 Prozent und am Willibrord-Gymnasium in Emmerich am Rhein sogar eine Reduktion um 80 Prozent erzielt werden. Beide Projekte sind auch wirtschaftlich sehr attraktiv und werden eine Rendite von über 6 Prozent erzielen.

Weitere Informationen bei www.ecowatt.de. Die Anschrift finden Sie im Anhang.

Geisterfahrer im Klima-Schutz

Wahrscheinlich kennen Sie den alten Witz: Im Autoradio wird durchgesagt: »Auf der Autobahn Freiburg–Basel kommt Ihnen ein Geisterfahrer entgegen ...« Das hört ein Autofahrer und murmelt: »Was heißt da einer? Hunderte!«

Auch aus Klimasicht läuft der Verkehr verkehrt. Auto- und Flugverkehr, die beiden besonders umweltbelastenden Verkehrsmittel, haben stark zugenommen, auf Kosten von Bahn, Öffentlichem Nahverkehr (ÖPNV) und Fahrrad.

Ich persönlich fahre prächtig mit der Marke FaBaCa – Fahrrad-Bahn-Carsharing: flexibler, entspannter, gesünder, billiger und umweltfreundlicher. Ich werde Ihnen nicht das Auto oder den nächsten Urlaubsflug vermiesen, aber im Gegenzug dürfen Sie mir nicht damit kommen, dass Sie nur Auto fahren und leider nicht flexibler, entspannter, gesünder, billiger und umweltfreundlicher leben können – es gibt schließlich viele Millionen Ein- und Zwei-Personen-Haushalte in Städten mit guter Verkehrsanbindung und Carsharing. Und wer aus beruflichen, örtlichen oder persönlichen Gründen ein Auto haben will oder muss, der hat immer noch beträchtliche Möglichkeiten zum Klimaschutz – zum Beispiel mit einem Niedrigverbrauchsauto und moderater Fahrweise. Alles andere ist völlig abgefahren.

Im Jahr 2005 legten die Bundesbürger insgesamt 1,08 Billionen Personenkilometer im motorisierten Verkehr zurück, also rund 13 100 km pro Person und 80 Prozent davon im Auto. Im Durchschnitt absolvierte jeder Bürger 10 570 km im Pkw (zum Teil als Mitfahrer), 670 km im ÖPNV (Straßenbahnen, U-Bahnen, Linienbusse), 330 km in Fernbussen, 910 km im Zug (410 km im Fernverkehr und 500 km im Nahverkehr) und 640 km per Flugzeug. Hinzu kamen 365 Kilometer auf dem Fahrrad.

- Täglich legen die Bundesbürger im Schnitt etwas mehr als drei Wege (genau 3,3 Wege/Tag) zurück. Diese Zahl verändert sich nur wenig, ganz anders allerdings die Länge der Wege und die dafür genutzten Verkehrsmittel.
- Der Pkw-Bestand betrug 46 Millionen Pkw, damit hatte im Jahr 2005 zum ersten Mal jeder Haushalt statistisch ein Auto. Das Auto wurde im Durchschnitt 12 700 km gefahren, der durchschnittliche Verbrauch lag bei 7,9 l/100 km (2006).
- Bezogen auf Personenkilometer wurden im Jahr 2004 mit dem Auto 35 Prozent für Freizeit und 5,7 Prozent für Urlaub zurückgelegt, 18,7 Prozent für Einkäufe und 12,9 Prozent für Geschäftsreisen, nur 19,4 Prozent für den Beruf und 2,0 Prozent für die Ausbildung sowie 6,3 Prozent für die Begleitung oder das Fahren von anderen Personen.
- Etwa zwei Drittel aller Autofahrten sind kürzer als 10 km und 23 Prozent aller Autofahrten sogar kürzer als 2 km!

Der Autoverkehr ist einer der Hauptverursacher vieler Probleme – keineswegs nur wegen seiner hohen CO_2-Emissionen; Feinstaub, Stickoxide, bodennahes Ozon, Lärm, Flächenverbrauch, hohe Unfallzahlen, viele Verkehrstote zählen mit zu seinem Sündenregister und zu den durch ihn verursachten externen Kosten.

Was wäre eigentlich, wenn die Kasse zweimal klingelt und auf dem Kassenzettel stünde, was uns die Spritztour mit dem Auto wirklich kostet? Nehmen wir einmal an, wir haben eine 500 Kilometer lange Autofahrt hinter uns und müssen jetzt die Tankstelle ansteuern. Unser typischer Mittelklassewagen, zum Beispiel ein Golf-Variant, der auf 100 Kilometern 6,8 Liter verbraucht, schluckt 34 Liter Super. Dafür zahlen wir 46 Euro. Erst einmal. Aber dann klingelt die Kasse zum zweiten Mal: Und berechnet uns für den anteiligen Wertverlust des Wagens, Reparaturen, Steuern, Versicherungen noch einmal

215 Euro. Vielleicht würden sich dann doch alle um das kleinere Drei-Liter-Auto reißen oder häufiger Bahn fahren oder auf Car-Sharing umsteigen. Die externen Kosten durch die Umweltschäden und die Straßenabnutzung unserer 500-Kilometer-Fahrt müssten eigentlich auch noch auf dem Kassenbon stehen.

> **Die Ökosteuer** Die Forderung nach ungeschönten Kosten wurde wenigstens ein Stück weit durch die Ökosteuer auf Benzin und auf Strom umgesetzt. Ihre Einführung war heftig umstritten und wurde vor allem von der Autoindustrie und den stromintensiven Branchen bekämpft. Nicht zuletzt deshalb gab es zahlreiche Ausnahmeregelungen. Seit Anfang 2003 gilt die letzte Stufe der Ökosteuer. Haushalte und Kleinverbraucher zahlen jetzt 2,05 Cent/kWh beim Strom, Industrie, Land und Forstwirtschaft hingegen nur 1,23 Cent/kWh. Die Ökosteuer auf Kraftstoffe liegt bei 15 Cent/Liter. Ganz gegen ihren unpopulären Ruf hat sich die Ökosteuer, fast unbemerkt von der Öffentlichkeit, zu einem richtigen Erfolgsmodell entwickelt, denn die durch sie bisher eingenommenen ca. 20 Milliarden Euro werden in voller Höhe für die gesetzliche Rentenversicherung verwendet. Wenn es die Ökosteuer nicht gäbe, müssten Arbeitnehmer und Unternehmen 20 Milliarden über höhere Beiträge für die Rentenversicherung aufbringen. Die Ökosteuer hat auch den gewünschten Lenkungseffekt gehabt – die Verteuerung von Energiekosten bei gleichzeitiger Verbilligung der Arbeitskosten. Durch sie wurden etwa 250 000 Arbeitsplätze neu geschaffen.

Schadstoffminderungen werden von der Automobilindustrie meist nur zögerlich oder erst auf gesetzliche Vorgaben hin eingeführt (Beispiel Katalysator, Dieselfilter). Der Benzinverbrauch wird nur langsam reduziert und viele technische Verbesserungen werden durch die parallele Entwicklung zu immer größeren und PS-stärkeren Fahrzeugen wieder zunichte gemacht; folgenlos bleibt das nicht. Die Gesetze der Physik sagen: Je größer die Autos sind, je schwerer sie sind und je schneller sie gefahren werden, desto mehr steigt der Energiebedarf und nicht – wie die Autoindustrie oft behauptet – vor allem durch steigende Sicherheitsstandards wie Seitenaufprallschutz oder Airbags. Die tragen zum höheren Gewicht nur einen kleinen Teil bei.

Zur Einlullung von Politik und Verbrauchern werden in regelmäßigen Abständen wunderbar sparsame Pilotautos gebaut, die aber leider niemals oder vielleicht einmal in zwanzig bis dreißig Jahren als Serienautos auf den Markt kommen. Dem staunenden Publikum werden Entwürfe vom Zwei-Liter-Auto (Loremo) oder gar vom Ein-Liter-Auto vorgeführt – verkauft und gekauft aber werden dann die dicken, schweren, schnellen Autos.

Das Ein-Liter-Auto Es war ein großer Tag für Ferdinand Piëch. Am 16. April 2002 quetschte sich der technologieverliebte VW-Chef zusammen mit seinem Vorstandsvorsitzenden in den Prototyp eines Ein-Liter-Autos und steuerte es von Wolfsburg nach Hamburg. Der Zweisitzer war schmal wie ein Ruderboot (1,25 m) und nur 1,11 m hoch, mit speziellem Motor und aus Leichtmaterial gebaut und wog 290 kg. Bei der Jungfernfahrt verbrauchte der Prototyp 0,89 Liter auf 100 Kilometer – trotz Regen und ungünstiger Windverhältnisse. In die Serienprodution soll das Auto nicht gehen. In die Serienproduktion gehen stattdessen immer größere, immer schnellere und immer schwerere Autos, die von den Verbrauchern auch gekauft werden – trotz deutlich abnehmender Haushaltsgröße und deutlich abnehmender Zahl der Mitfahrer im Auto.

Obwohl über 70 Prozent der deutschen Haushalte Ein- oder Zwei-Personen-Haushalte sind und die durchschnittliche Belegung eines Autos heutzutage bei 1,4 Personen liegt, scheint der Trend zu immer größeren und PS-stärkeren Autos unaufhaltsam. Selbst Singles glauben, ein großes Auto zu benötigen, »weil da das Mountainbike oder die Ski reinpassen«, wenn sie mit »Freunden in die Ferien« fahren oder weil »das Auto beim Umzug oder Möbeltransport« für den mobilen Arbeitnehmer so praktisch ist. Viele Paare haben zwei Autos – ein Großes, weil ... siehe oben ..., und »ein Kleines für die Stadt«, meist einen Kompaktwagen, der sich im Spritverbrauch aber nur unwesentlich von einem Familienwagen unterscheidet. Die drei- oder vierköpfigen Familien wiederum kaufen keinen Familienwagen, sondern einen Mini-Van – »allein schon wegen der Urlaubsreise«. Die Automobilhersteller haben an dieser Entwicklung zu immer größeren und schwereren Autos ein vitales Interesse. Da die Verbraucher in der Regel nicht mehrere Autos kaufen (können), kann der Umsatz nur durch größere und teurere Autos gesteigert werden. Ein besonderer Trick besteht darin, erfolgreiche Autos langsam aufzublasen. So wird aus dem kleinen Golf ein großer Golf, dann ein Golf Variant und schon ist es aus mit der Kompaktklasse. Für die Verbraucher, die diese Entwicklung nicht mitmachen wollen, wird ein neuer Kleinwagen kreiert – der

Polo, der dann aber wiederum langsam zum Kompaktauto aufgeblasen wird.

Die durchschnittliche Motorleistung lag 1960 bei 34 PS, 1985 bei 77 PS, 1995 bei 86 PS und 2005 bei 101 PS. Von den 2005 in Deutschland neu zugelassenen Pkw hatten 30,3 Prozent eine Höchstgeschwindigkeitsleistung über 200 km/h. Und auch das Gewicht der Autos nimmt zu: Der Golf V wiegt mit 1,4 Tonnen fast doppelt so viel wie der »Ur-Golf«, die Geländewagen bringen zwei bis drei Tonnen auf die Waage – also etwa so viel wie 200 Fahrräder. Obwohl es immer weniger Bauern und Förster oder sonstige Berufsgruppen gibt, die einen vierradgetriebenen Geländewagen, einen dieser Sport Utility Vehicles (SUV), in unwegsamem Gelände wirklich brauchen, nimmt die Zahl solcher Wagen rapide zu. Mit Sport haben die allerdings so wenig zu tun wie mit Klimaschutz.

Die durchschnittlichen CO_2-Emissionen von Neuwagen lagen bei den europäischen Herstellern im Jahr 2006 im Schnitt bei 161 Gramm CO_2 pro km. Dabei hatte die europäische Automobilindustrie der EU-Kommission in einer freiwilligen Selbstverpflichtung zugesichert, den Flottenverbrauch bis 2008 definitiv auf 140 Gramm/Kilometer zu reduzieren und eine weitere Reduktion bis 2012 auf 120 Gramm/Kilometer avisiert. Spätestens mit Vorlage der Zahlen für 2006 wurde deutlich, dass die Automobilindustrie versagt hat und ihre Zusage wohl nicht einhalten wird. Vom zweisitzigen Smart mit 116 Gramm abgesehen, schaffte nur Fiat die 140 Gramm (dann folgten Citroën: 145, Renault: 149, Skoda und Ford: 153, Peugeot: 154, Opel: 157, VW: 161, Audi: 179, Mercedes-Benz: 186, BMW und Volvo: 192, Jaguar: 208, Chrysler: 241, Porsche: 297).

Wenn die Automobilindustrie Schwierigkeiten hat, ihre bescheidene Selbstverpflichtung für 2008 von 140 g pro Kilometer einzuhalten, dann liegt das auch an der automobilen Aufrüstung – die die Verbraucher willig mitmachen.

Aber Sie als Autofahrer könnten das ändern: Würde jeder vierte von Ihnen auf einen Drei-Liter-Lupo (81 Gramm/km) umsteigen und die anderen drei auf den größeren Toyota Prius Hybrid (103 Gramm/km) – oder vergleichbar gut konstruierte Autos anderer Hersteller –, läge der CO_2-Ausstoß bei 97,5 Gramm/km und damit 40 Prozent niedriger als der heutige europäische Schnitt. Übrigens: Für 2012 hat die EU-Kommission mittlerweile 130 Gramm/km vorgegeben.

Phaethon, der Klimasünder Helios, der Sonnengott, war seinem Sohn Phaethon einen Wunsch schuldig. Phaethon wünschte sich, einen Tag lang den Sonnenwagen über den Himmel lenken zu dürfen. Vergeblich versuchte Helios, seinen Sohn von diesem Plan abzubringen.

Als die Nacht sich ihrem Ende zuneigte, bestieg Phaethon den kostbaren und reich verzierten Sonnenwagen des Vaters. Das Viergespann raste los und geriet bald außer Kontrolle. Phaethon verließ dabei die tägliche Fahrstrecke zwischen Himmel und Erde und löste damit eine globale Katastrophe aus. Ovid berichtete: »Die Erde geht in Flammen auf, die höchsten Gipfel zuerst, tiefe Risse springen auf, und alle Feuchtigkeit versiegt. Die Wiesen brennen zu weißer Asche; die Bäume werden mitsamt ihren Blättern versengt, und das reife Korn nährt selbst die es verzehrende Flamme ... Große Städte gehen mitsamt ihren Mauern unter und die ungeheure Feuersbrunst verwandelt ganze Völker zu Asche.« Um der Zerstörung Einhalt zu gebieten, zerschmetterte Zeus, von der schwitzenden Mutter Erde zu Hilfe gerufen, das Gespann mit einem Blitzstrahl, es stürzte brennend in die Tiefe.

Phaethon, der, weil er die Umlaufbahn der Erde veränderte, offensichtlich eine Klimakatastrophe auslöste, war der erste Klimasünder. Ein hinterlistiger Umweltschützer nahm diese Geschichte zum Anlass, um, als Marketing-Spezialist getarnt, dem Autohersteller Volkswagen für eine Luxuslimousine den Namen Phaeton aufzuschwätzen. Anders kann es nicht gewesen sein.

Sparwunder

> *Okay. Sie haben alle Argumente bis auf eines relativiert, widerlegt, abgeschmettert: Sie haben zwei Kinder, einen Knieschaden, wohnen auf dem Land, oben am Berg mit 12,5 Prozent Steigung, brauchen das Auto schon beruflich, der Bus kommt nur einmal am Tag und die nächste Bahnlinie wurde vor Jahren schon stillgelegt. Okay, okay. Nur eines können Sie nicht erklären – warum fahren Sie kein Auto mit geringem Spritverbrauch?*

Autos verbrauchten in Deutschland im Jahr 2006 im Schnitt immer noch 7,9 Liter auf 100 Kilometer. Das ist weder für den Geldbeutel, noch für die Umwelt gut und vor allem nicht nötig. Mit dem 3-Liter-Lupo von Volkswagen (Verbrauch 2,99 Liter Diesel) und dem Toyota Prius (Verbrauch 4,3 Liter Super) hat die Industrie gezeigt, wie ein modernes Auto aussieht.

Der VW Lupo 3l TDI war das erste Serienfahrzeug eines Markenherstellers, das mit 2,99 Liter Diesel weniger als 3 Liter/100 km verbrauchte und nur 81 Gramm CO_2 pro Kilometer, also auf 100 Kilometer 8,1 kg CO_2 emittierte. Ermöglicht wurde dies durch die Wagengröße (Kleinwagen, 4Sitzer, zweitürig, Heckklappe), konsequente Gewichtsreduzierung mit Leichtbaumaterialien (830 kg Leergewicht; Motorblock aus Aluminium, Magnesium-Heckklappe etc.), ein spezielles Motorenkonzept (TDI-Motor, Drei-Zylinder, mit 1,2 Liter Hubraum, 45 kW bzw. 61 PS und 33 kW beim Sparbetrieb) und eine spezielle Schaltung mit Start-Stopp-Automatik, Eco-Sparautomatik, normaler Automatik und Handschaltung.

Der 3-Liter-Lupo wurde 1999 von Volkswagen als High-Tech-Auto präsentiert und hatte eine Höchstgeschwindigkeit von 165 km/h. Volkswagen bewarb den 3-Liter-Lupo nicht als Öko-

Auto, weil solche Autos bei den Verbrauchern ein schlechtes Image haben. Der 3-Liter-Lupo kostete damals (noch in DM) ohne Extras DM 26 900 und war rund 8 000 DM teurer als das Lupo-Basismodell. Dafür aber war er für mehr als sechs Jahre von der Kraftfahrzeugsteuer befreit und unterlag danach dem niedrigsten Satz. Der 3-Liter-Lupo war zu seiner Zeit das mit weitem Abstand ökologisch beste Auto – aber es war nicht erfolgreich. Die Ökos waren irritiert, weil Volkswagen den Wagen nicht als Öko-Auto beworben hatte. Und die meisten Autofahrer – auch die aus den 70 Prozent Ein- und Zwei-Personen-Haushalten – wollen einfach ein großes, nicht ein kleines Auto kaufen. Jährlich wurden von dem Lupo nur 8 000 Autos verkauft (zum Vergleich: Der jährliche Verkauf von Neuwagen liegt bei rund 3,5 Millionen Pkw) und Volkswagen stellte die Produktion nach einigen Jahren wieder ein.

Zu früh, wie sich heute herausstellt: Die Nachfrage nach den wenigen Exemplaren, die auf dem Gebrauchtwagenmarkt zu haben sind, ist groß und der Wiederverkaufswert viel höher als bei vergleichbaren Wagen.

Der Toyota Prius rangiert in der Klasse der Familienwagen und ist größer als der VW Lupo 3l TDI. Er ist ein Hybridauto und verbraucht 4,3 Liter Super auf 100 Kilometer und emittiert rund 103 Gramm CO_2 auf einen Kilometer bzw. 10,3 kg CO_2/100 km (Werbeslogan: »Die Zukunft atmet auf«). Er verursacht etwa 25 Prozent mehr CO_2-Emissionen als der 3-Liter-Lupo und kostet mit 23 900 Euro fast doppelt so viel. Innerhalb der Familienwagen ist er zwar auch vergleichsweise teuer, hat aber durch den niedrigeren Spritverbrauch noch vertretbare Gesamtkosten und ist damit als Familienauto tatsächlich empfehlenswert. Die wesentlichen Gründe für seinen Erfolg dürften vor allem darin bestehen, dass er ein größeres Auto ist und klar als High-Tech-Auto und Öko-Auto präsentiert wird.

Biosprit Neben einem sparsameren Energieverbrauch besteht die zweite große Möglichkeit zur Reduzierung der CO_2-Emissionen darin, »Biosprit«, also sich selbst erneuernde Energieträger, einzusetzen. Es gibt schon seit Längerem Fahrzeuge und Motoren, die mit Rapsöl, Mais und anderem Pflanzgut fahren oder, wie in Brasilien, mit Alkohol, der aus Zucker gewonnen wird. Leider ist der Anbau von Energiepflanzen oft nicht umweltverträglich und konkurriert mit dem Anbau von Lebensmitteln. Die Mexikaner haben schon in Massendemonstrationen dagegen protestiert, dass aus Mais Biosprit hergestellt wird und sie deutlich höhere Preise für das Grundnahrungsmittel Mais zahlen müssen.

Auf der Agenda Die Bundesregierung hat angekündigt, die CO_2-Emissionen im Verkehrsbereich bis 2020 um 30 Millionen Jahrestonnen zu senken und zwar durch folgende Maßnahmen: Festlegung verbindlicher CO_2-Grenzwerte, Umlegung der Kfz-Steuer auf eine CO_2-Steuer, Erhöhung des Anteils von Biokraftstoffen, (eventuell) steuerliche Entlastung der Bahn und Einbeziehung des Flugverkehrs in den europäischen Emissionshandel.

Vielleicht hoffen Sie jetzt noch im Stillen, dass die Umweltautos besonders teuer sind und Sie deswegen leider, leider kein Niedrigverbrauchsauto kaufen können, aber auch das stimmt nicht mehr. Das Öko-Institut hat die Umweltautoliste vom Verkehrsclub Deutschland (VCD), der jedes Jahr über 300 der neuesten Automodelle auf ihre Umwelteigenschaften (Treibstoffverbrauch, Lärm, Kohlendioxid-Ausstoß und andere

Schadstoff-Emissionen) untersucht und unter www.vcd.org veröffentlicht, um die jährlichen Gesamtkosten (Wertverlust, Steuern, Versicherungen, Treibstoffkosten) ergänzt und im Rahmen seiner EcoTopTen-Produkt-Initiative veröffentlicht (www.ecotopten.de). Dabei wurde die **ADAC**-Kostenrechnung zugrunde gelegt. Die Ergebnisse sind geradezu sensationell. Denn in jeder Größenklasse finden sich gleich mehrere Umweltautos, die auch noch deutlich geringere Gesamtkosten haben als die konventionellen Marktführer. Die Kosten sind für die durchschnittliche jährliche Fahrleistung von 12 000 km und aktuelle Benzinpreise berechnet, zum Vergleich werden auch die Kosten für 6 000 und 18 000 km dargestellt. Nebenbei decken die ermittelten Zahlen noch schonungslos auf, wie teuer Autos wirklich sind. Die jährlichen Gesamtkosten liegen schon bei Kleinwagen zwischen 4 000 bis 5 500 Euro, bei der Kompaktklasse oder Familienwagen sogar zwischen 5 500 bis 7 500 Euro.

Auf den folgenden Seiten finden Sie die Liste der EcoTopTen-Autos von 2006; die Liste wird jährlich aktualisiert.

Übrigens: die Kosten in der Produktübersicht 2006 wurden mit 1,11 Euro für Diesel, 1,21 Euro für Benzin und 1,23 für Super berechnet. Benzin und Super waren ein halbes Jahr später schon 10 Prozent teurer. Was glauben Sie – wie hoch wird der Spritpreis in fünf Jahren sein, wenn Sie Ihren neu gekauften Spritfresser verkaufen wollen?

---

1 durchschnittlicher Verbrauch, gemittelt aus Stadt-, Überland- und Autobahnfahrten

2 In die ökologische Bewertung gehen folgende Kriterien ein: Belastung durch CO_2-Treibhauseffekt mit 40 Prozent, belastung durch Lärm mit 20 Prozent, Belastung des Menschen durch Kanzerogene (krebserregende Schadstoffe) mit 15 Prozent, andere Schadstoffe mit 20 Prozent, Belas-

EcoTopTen — Kleinwagen

Hersteller, Modell	Verbrauch[1] Liter/100 km	VCD-Umwelt-Punkte[2]	Jährliche Gesamt-kosten[3]	EcoTopTen-Gesamtbe-wertung[4]
Toyota AYGO	4,6 Super	7,94	3 981 €	8,97
Citroën C1 1.0	4,6 Super	7,94	4 134 €	8,76
Peugeot 107 Petit Filou	4,6 Super	7,94	4 136 €	8,76
Chevrolet Matiz 0,8 S	5,2 Benzin	7,19	4 462 €	7,94
Daihatsu Cuore 1.0	4,8 Benzin	7,79	4 741 €	7,86
Toyota Yaris 1.0 ECO	5,1 Super	7,54	4 784 €	7,68
Suzuki Alto	4,9 Super	7,43	4 771 €	7,64
Kia Picanto 1.1 LX	4,9 Benzin	7,03	4 678 €	7,57
Opel Corsa ECO 1.0 Twinport Ecotec	4,8 Super	7,76	5 010 €	7,48
Renault Twingo ECO 1.2 16V Quickshift	5,0 Super	7,60	5 020 €	7,39

Weitere EcoTopTen-Kleinwagen finden Sie im Internet unter: www.ecotopten.de/produ_mobil_pkw_klein.php

Typisches Produkt am Markt zum Vergleich:

VW Polo 1.4	6,5 Super	6,09	5 489 €	–

---

tung der Natur mit 5 Prozent. Die Bewertung erfolgt nach dem Punkteschema aus der Auto-Umweltliste des Verkehrsclub Deutschland e.V. (VCD, www.vcd.org) von 0 bis max. 10 (= Optimum). Autos mit weniger als 6,50 VCD-Punkten und Dieselfahrzeuge ohne Rußpartikelfilter wurden ausgeschlossen.

3 Ermittelt in Anlehnung an die ADAC-Autokostenrechnung bei einer Fahrleistung von 12 000 km pro Jahr, Haltedauer 4 Jahre. Weiterhin gehen folgende Größen ein: kalkulatorischer Zins, Versicherung, Haftpflicht/

EcoTopTen − Kompaktklasse

Hersteller, Modell	Verbrauch[1] Liter/100 km	VCD-Umwelt-Punkte[2]	Jährliche Gesamt-kosten[3]	EcoTopTen-Gesamtbe-wertung[4]
Toyota Yaris Verso 1.3	6,4 Super	6,76	5995 €	5,64
Opel Astra 1.4 Twinport Ecotec	5,9 Super	6,53	5932 €	5,61
Mercedes A 160 CDI	4,9 Diesel	7,10	6243 €	5,47
Mercedes A 150	6,2 Super	6,54	6044 €	5,46
Opel Astra 1.3 CDTI Ecotec	4,8 Diesel	6,64	6275 €	5,20
Ford Focus 1.6 Ti-VCT	6,4 Super	6,53	6612 €	4,68
Citroën C4 Hdi 110 FAP VTr Coupé	4,7 Diesel	6,59	6719 €	4,57
Citroën C4 Hdi 110 FAP Lim./Coupé	4,7 Diesel	6,59	6720 €	4,57
Audi A3 1.9 TDI	4,9 Diesel	6,78	6963 €	4,33
Honda Civic IMA	4,9 Super	7,33	7367 €	4,06
Ford Focus C-MAX 2.0 CNG Gas	5,3 kg Erdgas	6,54	7654 €	3,27
Typisches Produkt am Markt zum Vergleich:				
VW Golf 1.6	7,2 Super	5,51	6243 €	–

Vollkasko, allgemeine Kostenpauschalen (Überführung, Kennzeichen, Waschen und Pflegen, Abgasuntersuchung, Kraftstoffpreise pro Liter bzw. pro Kilogramm bei Erdgas, Werkstattstundensatz). Die ausführlichen Berechnungsgrundlagen finden Sie im Internet unter www.ecotopten.de/download/EcoTopTen_Kriterien_Pkw.pdf

4 Ökologie und Ökonomie werden mit je 50 Prozent gewichtet. Die Skala reicht von 0 bis max. 10 Punkte. Je höher die Gesamtpunktzahl, desto

EcoTopTen – Familienautos

Hersteller, Modell	Verbrauch[1] Liter/100km	VCD-Umwelt-Punkte[2]	Jährliche Gesamt-kosten[3]	EcoTopTen-Gesamtbe-wertung[4]
Seat Cordoba 1.2 12V	5,9 Super	6,53	5476 €	6,23
Skoda Fabia 1.4 Combi/Sedan	6,5 Super	6,56	5557 €	6,13
Skoda Fabia 1.4 Sedan	6,5 Super	6,56	5710 €	5,93
Opel Combo 1.6 CNG Ecotec	4,9 kg Erdgas	6,60	6100 €	5,42
Opel Astra 1.3 CDTI Ecotec Caravan	4,8 Diesel	6,64	6189 €	5,31
Toyota Prius (Hybrid)	4,3 Super	8,29	6889 €	5,19
Mazda Mazda3 1.6 MZ-DC	5,0 Diesel	6,88	6711 €	4,72
VW Golf 2.0 Variant BiFuel Gas	6,0 kg Erdgas	6,54	6851 €	4,36
Ford Focus C-Max 1.6 TDCi	4,9 Diesel	6,87	7040 €	4,27
Ford Focus 1.6 TDCi Turnier	4,8 Diesel	6,93	7080 €	4,25
Volvo V50 1.6 D	5,0 Diesel	6,58	7217 €	3,88
Volvo S40 1.6 D	4,9 Diesel	6,67	7369 €	3,72
Typisches Produkt am Markt zum Vergleich:				
VW Golf 1.4 Variant	6,8 Super	5,68	6159 €	–

besser die Gesamtbewertung. Für Vergleichsprodukte wird keine Gesamtbewertung durchgeführt, da sie die EcoTopTen-Kriterien nicht erfüllen.

Mit der Klimaanlage in die Klimakatastrophe

Ein Jahrhundert lang lebte man ohne sie, aber dann war ihr Siegeszug nicht mehr aufzuhalten. Die Autoklimaanlage wurde zum Standard. Anfang der 1990er Jahre gab es etwa eine Million Pkw mit Autoklimaanlagen, heute sind es etwa 20 Millionen. Im Jahr 2002 hatten bereits 87 Prozent von den neu zugelassenen Pkw in Deutschland eine Klimaanlage.

An einem heißen Tag kann es im Auto ganz schön heiß werden, vor allem wenn es designerschwarz ist, dunkle Sitze hat und in der Sonne geparkt wird. Aber heutzutage haben wir ja alle eine tolle Klimaanlage im Auto – verschwitzt steigt man ein und bald wird es angenehm kühl. So richtig gesund ist es zwar nicht, mit den abrupten Temperaturwechseln und der trockenen Luft holt man sich schnell einen Schnupfen, aber wenn man sie schon mal hat, ist sie eben doch angenehm.

Weniger angenehm ist, dass die unscheinbaren Autoklimaanlagen richtig große Klimasünder sind. Und das aus zwei Gründen: Klimaanlagen enthalten als Kältemittel ausgerechnet das klimaschädliche Treibhausgas R 134a bzw. Tetrafluorethan. R 134a hat ein Treibhauspotential, das 1300 Mal so hoch ist wie das von CO_2. Durch undichte Stellen in der Anlage, bei Wartungen und bei Unfällen wird R 134a freigesetzt. Statistisch verursacht ein Auto mit Klimaanlage bei mittlerer Fahrleistung allein schon wegen der laufenden Freisetzung von R 134a umgerechnet Treibhausgas-Emissionen von 700 Gramm CO_2-Äquivalenten pro 100 km. Das ist die gleiche Menge, wie sie bei einem Benzinverbrauch von 0,25 Liter Benzin/100 km entsteht.

In Deutschland gelangten im Jahr 2005 allein aus den Autoklimaanlagen insgesamt etwa 2,6 Millionen Tonnen CO_2-Äquivalente in die Atmosphäre – dies entspricht der Menge an Treibhausgasen, die 2,5 Millionen 3-Liter-Lupos mit der durchschnittlichen Fahrleistung von 12 000 km pro Jahr emittieren!

Die Autoklimaanlage benötigt aber auch noch Energie und erhöht den Benzin-Verbrauch je nach Autogröße und Einstellung um etwa 0,4 bis 1,0 Liter/100 km, bei einzelnen Autos sogar bis zu 2 Liter.

Durch die Emissionen von R 134a und den erhöhten Benzinverbrauch führen die Autoklimaanlagen im Betrieb damit zu Treibhausgas-Emissionen, die einem Verbrauch von 0,7 bis 1,3 Liter Benzin/100 km entsprechen, im Durchschnitt also rund 1,0 Liter pro 100 km. Mit der Autoklimaanlage will man der Erderwärmung entgehen, die die Autoklimaanlage mitverursacht.

Das große Treibhauspotential der Klimaanlagen wird von den Autoherstellern meist dezent verschwiegen und die Entwicklung alternativer Kältemittel erfolgt nur schleppend. In den 1980er Jahren mussten sie gesetzlich gezwungen werden, das bis dahin in den Klimaanlagen eingesetzte FKCW R12 zu ersetzen, das die schützende Ozonschicht der Erde zerstörte und einen extrem hohen Treibhauseffekt hatte (Treibhauspotential 7100 größer als das von Kohlendioxid). Da die Hersteller wenig über Ersatzstoffe geforscht hatten, wurde ihnen eine lange Übergangszeit zugebilligt – bis Ende 2010 –, in der sie das im Vergleich weniger schädliche, aber immer noch stark umweltgefährdende R 134a einsetzen dürfen. Dabei gibt es eine Alternative: Im Mai 2006 forderte das Umweltbundesamt die Autohersteller auf, endlich und vorzeitig auf das Kältemittel R 744 umzusteigen, dessen Treibhauseffekt erheblich geringer ist. Der Energieverbrauch beim Betrieb der Klimaanlage wird dadurch allerdings nicht reduziert.

Prima-Klima-Tipp Beim Kauf eines Autos sollte man möglichst auf eine Autoklimaanlage verzichten und darauf achten, dass das Auto nicht schwarz oder dunkel lackiert ist, keine dunklen Sitze, dafür auf den Scheiben Sonnenschutzbeschichtung und nicht allzu schräge große Fenster hat. In der Prallsonne muss man selten parken, wenn doch, kann man einen Windscheibenschutz einsetzen, wie im Süden üblich.

Klimaschutz beschleunigen – durch Tempolimit

Als im Juli 2003 die Fahndung nach einem Autoraser lief, der mit geschätzten 230 km/h eine Autofahrerin von der Autobahn gedrängelt hatte, meldete eine Firma, die Computerspiele produziert, einen sensationellen Verkaufserfolg mit ihrem Spiel »Autobahnraser«. In der Produktbeschreibung stand: »Werden Sie zum virtuellen Autobahnraser – ohne Rücksicht auf die Verkehrsregeln. Überraschen Sie die Gegner mit Ihrer genialen Fahrtechnik«.

Die Forderung nach einem Tempolimit ist so alt wie das Autofahren, aber sinnvoller denn je. Die Begrenzung der Höchstgeschwindigkeit würde die CO_2-Emissionen reduzieren, die Zahl der Unfälle und Verkehrstoten deutlich senken, den Verkehr flüssiger, das Fahren entspannter machen und die Konstruktion neuer Autos wesentlich verändern. Selbst im Autoland der Superlative, in den USA, gibt es ein Tempolimit, ebenso in den meisten europäischen Ländern, zum Beispiel Frankreich, Italien, Spanien, Portugal, Großbritannien, Niederlande, Schweden, Dänemark, Österreich, Polen, Tschechien, Luxemburg und Belgien. Nur in Deutschland nicht.

Falls Sie sich wundern, dass Ihr Auto im Schnitt mehr Sprit verbraucht als angegeben, dann könnte das daran liegen, dass der Verbrauch nach dem europäisch festgelegten Messzyklus angegeben wird und der geht davon aus, dass Autos nicht schneller als 120 km/h fahren dürfen. Bevor Sie allzu lange auf ein gesetzliches Tempolimit warten, könnten Sie sich ja schon mal ein persönliches Tempolimit setzen. 130 km/h anstatt 150 km/h auf der Autobahn bedeuten durchschnittlich zwei Liter Spritersparnis auf 100 Kilometer, bei 100 km/h sogar vier Liter.

Gut zu wissen Bei einem Tempolimit von 120 km/h im Autobahngesamtnetz würden jährlich 1,35 Milliarden Liter Benzin eingespart und der CO_2-Ausstoß des Verkehrs auf einen Schlag um 3 Prozent bzw. 3,3 Millionen Tonnen CO_2 zurückgehen.

Mittelfristig noch wirkungsvoller wären die Auswirkungen auf die Entwicklung neuer Autotypen. Käme es zu einem Tempolimit, würden Autos mit kleineren und leichteren Motoren und schmaleren Reifen gebaut – damit wären sie deutlich spritsparender. Um den Effekt zu zeigen, hatte das Umweltbundesamt schon vor Jahren ein Serienfahrzeug, den VW Golf TSI, mit dem Ziel der CO_2-Reduzierung umgebaut und die Höchstgeschwindigkeit von 225 km/h auf immerhin noch 160 km/h reduziert. Der umgebaute Golf brauchte im Gesamtfahrzyklus nur noch 4,45 Liter Benzin statt 6,60 Liter/100 km; Einsparung 33 Prozent) und hatte ein Drittel weniger CO_2-Emissionen (105 g/km statt 156 g/km).

• Durch moderates Fahren kann man den Verbrauch um 1 Liter auf 100 km reduzieren. Bei durchschnittlich 12 000 km/Jahr sind das immerhin 120 Liter pro Jahr und 332 kg CO_2-Äquivalente, die man sparen bzw. reduzieren kann.

• Spritschonend fahren heißt: Motor ohne Gaspedalbetätigung starten, frühzeitig – bei 2 000 U/min – hochschalten, vorausschauend fahren, jede Bremsung »vernichtet« Energie, bei Stillstand von mehr als 10 Sekunden den Motor abschalten,

• Unnötigen Spritverbrauch gibt es durch zu niedrigen Reifendruck, durch Dachgepäck, insbesondere Fahrräder und durch Ballast bzw. unnötiges Mehrgewicht.

• Wenig bekannt ist, dass die vielen kleinen elektrischen Geräte (Gebläse, heizbare Heckscheibe, Sitzheizung, heizbare Außenspiegel, heizbare Waschdüsen, CD-Player, HiFi-Anlage etc.) über die dadurch erforderliche Stromproduktion ebenfalls den Benzinverbrauch deutlich erhöhen können.

Ausführliche Tipps zum Spritsparen geben Ihnen die Automobil-Clubs (www.vcd.org und www.adac.de) und das Umweltbundesamt (www.umweltbundesamt.de).

Leider kann man sich die vielen Tipps so schlecht merken, aber wenn Sie das Prima-Klima-Sprit-Spar-Quiz gelöst haben, wird alles gut. Bitte kreuzen Sie die richtige Antwort an. Die Auflösung finden Sie im Anhang.

Prima-Klima-Sprit-Spar-Quiz

	Nr.	A	B	C	Richtige Antwort
Treibstoffverbrauch auf den ersten 2 Kilometern	1	10 l/ 100 km	20 l/ 100 km	30 l/ 100 km	
Verbrauch bei 5 Minuten Stillstand und laufendem Motor	2	ca. 10	ca. 100 ml	ca. 200	
Mehrverbrauch durch Mehrgewicht/Ballast 100 kg	3	0,1–0,3	0,3–0,5 l/100 km	0,5–0,7	
Mehrverbrauch durch Fahrraddachträger leer	4	ca. 5%	ca. 10%	ca. 15%	
Mehrverbrauch durch Fahrraddachträger und Fahrrädern, Geschwindigkeit von 100 km/h	5	1 l/ 100 km	2 l/ 100 km	4 l/ 100 km	

	Nr.	A	B	C	Richtige Antwort
Mehrverbrauch durch Autoklimaanlage	6	0,1	0,1–0,3 l/Stunde	0,3–0,7	
Mehrverbrauch für Stromerzeugung bei 100 W Leistung/100 km (Mittelwert)	7	ca. 0,1 l	ca. 0,2 l	ca. 0,3 l	
Typische Leistung für heizbare Heckscheibe	8	30 W	60 W	120 W	
Sitzheizung	9	30 W	60 W	90 W	
Radio mit CD-Wechsler	10	30 W	60 W	90 W	
Hi-Fi-Anlage 4-Kanal-Endstufe	11	30 W	100 W	200 W	

0–5 Punkte: Zurück in die Fahrstunde
5–11 Punkte: Bitte den Klima-Knigge bis zur letzten Seite lesen!
12 Punkte: Nichtsnutziger Streber
100 Punkte: Prima-Klima-Sieger

Meine 80 Autos

Jetzt haben Sie mich erwischt. Wahrscheinlich haben Sie das die ganze Zeit schon gedacht – dieser Klima-Knigge: Seite für Seite schreibt sein Autor über Klimaschutz und die Vorzüge von umweltfreundlichen Verhalten, aber wahrscheinlich hat er doch ein großes Haus und ein dickes Auto. Die Wahrheit ist: Ich habe 80 Autos. Bitte verstehen Sie mich: In der Innenstadt gibt es heutzutage kaum oder nur so kleine Parkplätze, da wollte ich einen Kleinwagen. Für die längeren Fahrten mit Freunden – zum Beispiel zu viert in die Skiferien – brauchte ich ein größeres. Und für den Einkauf beim Möbelhaus – na, Sie wissen schon – war dieser Kleinbus einfach hilfreich. Na ja – und dann fahre ich regelmäßig von Freiburg mit der Bahn nach Berlin. Das ist mit dem Auto wirklich zu weit, aber um von Berlin aus ins Umland zu fahren, dafür ist ein Auto dann doch ganz praktisch. So kam ein Auto zum anderen.

Carsharing ist einfach super. Man hat nicht mehr den Dauernerv mit dem eigenen Auto – hohe Kosten, Extra-Garage, Parkplatzsuche, Winterreifen rauf, Winterreifen runter, Reparaturen, TÜV – und obendrein hat man noch eine große Auswahl an Autos verschiedener Größe und in vielen Städten. Denn Carsharing funktioniert bundesweit. Aber werden Sie fragen, wie funktioniert das denn?

Ganz einfach. Sie melden sich bei einer lokalen oder überregionalen Carsharing-Organisation an, nehmen Ausweis und Führerschein mit, unterschreiben den Aufnahme-Vertrag, überweisen eine Kaution und zahlen eine kleine monatliche oder jährliche Teilnahmegebühr. Sie bekommen eine elektronische Zugangskarte und eine Übersicht, wo in Ihrer Umgebung überall Autos stehen. Das ist schon der größte Aufwand.

Wenn Sie fahren wollen, buchen Sie per Telefon oder Internet rund um die Uhr das Auto, das Sie wollen (anders als beim

Mietwagen ohne weitere Formalitäten), gehen oder radeln zum Auto in Ihrer Umgebung, halten die Smartcard ans Fenster, die Tür springt auf, Sie tippen einen Code und den Kilometerstand ein, ein Fach mit dem Schlüssel öffnet sich und Sie fahren los. Nach Beendigung der Fahrt tippen Sie den neuen Kilometerstand ein, schieben den Schlüssel ins Fach und verschließen das Auto mit der Zugangskarte. Tanken müssen Sie – anders als beim Mietwagen – nur, wenn die Tankfüllung sich dem Ende zuneigt.

Das Potential für Carsharing-Nutzer (also solche, die in den nächsten Jahren neu beitreten, wie zum Beispiel Sie) wird auf zwei Millionen geschätzt, aber eigentlich sollten es eher 20 Millionen sein. Denn Carsharing ist
• besonders geeignet für Ein- und Zwei-Personen-Haushalte (70 Prozent aller Haushalte) und viel besser als ein Zweit-Auto für Mehr-Personen-Haushalte (die restlichen 30 Prozent);
• besonders leicht in Städten (weil es dort viele Standorte gibt) und besonders geeignet für all die Autofahrer, die nicht regelmäßig und nicht sehr viel fahren (müssen);
• sehr gut geeignet für gelegentliches Autofahren, weil 60 Prozent aller typischen Autofahrten Freizeit-, Urlaubs- und Einkaufsfahrten sind und 70 Prozent aller Autofahrten nur bis zu einer Entfernung von 10 km zurückgelegt werden; wenn Sie hier mal nicht mit dem Rad fahren wollen, nehmen Sie das Carsharing-Auto;
• viel billiger als ein eigenes Auto, wenn Sie nur einige tausend Kilometer pro Jahr fahren.

Der Prima-Klima Tipp Überzeugen Sie Freunde und Kollegen vom Carsharing: Wer sich zum Carsharing entschließt, punktet richtig – für den Klimaschutz. Außerdem: Je mehr

Carsharing-Autos es in der Stadt gibt, umso näher haben Sie und alle es zum nächsten Auto.

Das Öko-Institut hat für eine dreiköpfige Familie (Eltern und Kind) eine Vergleichs-Rechnung zwischen der Carsharing-Nutzung (und Bahn, ÖPNV, Fahrrad) und der privaten Pkw-Nutzung aufgestellt (Details der Berechnung siehe: www.ecotopten.de).

Kostenvergleich

Carsharing 3 000 km; Bahn 3 000 km; 4 000 km ÖPNV (weitere Fahrten ohne Mehrkosten); zwei Bahncards 50; 2 ÖPNV-Jahrestickets

Fixkosten Carsharing	152 Euro
Nutzungskosten Carsharing (3 000 km)	1 810 Euro
Kosten ÖPNV-Nutzung und Bahnfahrten	1 699 Euro
Jahreskosten Carsharing-Nutzung, ÖPNV und Bahn	3 661 Euro

Familienauto 10 000 km pro Jahr	
jährliche Fixkosten (Steuer, Versicherung, TÜV-Untersuchung)	1 721 Euro
Wertverlust des Fahrzeugs	2 583 Euro
Betriebskosten (Kraftstoff, Öl, Wagenpflege)	854 Euro
Werkstattkosten plus Reifen	535 Euro
Gesamtkosten private Autonutzung	5 693 Euro

Die spannende Frage ist: Was hat das mit Klimaschutz zu tun? Ganz einfach: Wer ein eigenes Auto hat, fährt fast ausschließlich mit dem Auto. Als Autobesitzer hat man hohe Fixkosten (ca. 70 Prozent durch Kaufpreis bzw. jährlichen Wertverlust, jährliche Steuer und Versicherungen, Garage etc.), aber nur geringe Kilometerkosten für Benzin (ca. 15 Prozent). Die Werkstatt, Reifen und Reparaturkosten (ebenfalls 15 Prozent) rechnet man meist nicht auf die Kilometerkosten um, sodass die variablen Kosten einer Fahrt nur noch bei ungefähr 9 bis 10 Cent pro Kilometer liegen.

Als Nicht-Autobesitzer und Carsharing-Nutzer hat man immer die Wahl zwischen Fahrrad, ÖPNV, Bahn und Carsharing. Man kann bei jeder Fahrt das günstigste oder bequemste Verkehrsmittel wählen und fährt dadurch in der Regel erheblich weniger mit dem Auto und mehr mit Fahrrad, ÖPNV, Bahn. Die CO_2-Emissionen sinken dadurch deutlich.

Prima-Klima-Quiz-Carsharing

	Nr.	A	B	C	Antwort
Bis zu wie vielen km/Jahr ist Carsharing billiger als ein eigenes Auto?	1	bis 1000 km	bis 2000 km	bis zu 5000 km	
Wann müssen Sie beim Carsharing einen Auto-Wunsch spätestens anmelden?	2	1 Tag vorher	1 h früher	kurz vor d. Fahrt	
Kosten einer Einkaufsfahrt für den großen Wocheneinkauf Dauer 3 Stunden, 8 km (Hin- und Rückfahrt), Opel Astra Combi	3	ca.10€	ca.20€	ca.30€	
Kosten Möbeltransport innerhalb der Stadt; Dauer 4 Stunden, 10 km (Hin- & Rückfahrt), Ford Transit Transporter	4	ca.20€	ca.30€	ca.40€	

	Nr.	A	B	C	Antwort
Kosten einer Fahrt zum Konzert in der Region; Dauer 8 h, 50 km (hin und zurück), Smart Pure	5	ca.15€	ca.25€	ca.40€	
Kosten einer Fahrt von vier Personen zur Familienfeier (mit Übernachtung); Dauer 24 h mit Übernachtg.; 200 km (Hin- und Rückfahrt), Ford Fiesta 5-türig	6	65€	120€	150€	
Jährl. Kosten eines Kleinwagens (Annahme Neukauf; Verkauf nach 4 Jahren; 6000 km Fahrt; alle Kosten nach ADAC)	7	Je nach Typ 1500–2500€	3500–5000€	5000–6000€	
Jährliche Kosten eines Kompaktwagens (Annahme Neukauf; Verkauf nach 4 Jahren; 6000 km Fahrt; alle Kosten nach ADAC)	8	Je nach Typ 5300–7100€	6000–8000€	7000–9000€	
Kosten für 2 Erwachs. und 1 Kind: Jahresabos ÖPNV; BahnCards 50, 3000 km Bahnfahrt; 3000 km Fahrt mit Carsharing; ÖPNV beliebig	9	ca. 3700€	ca. 3700€	ca. 3700€	

	Nr.	A	B	C	Antwort
Höhe der Fixkosten beim Auto (Wertverlust, Steuer und Versicherungen, Garage)	10	ca. 40%	ca. 55%	ca. 70%	

Kreuzen Sie die richtige Antwort an.
Die Auflösung finden Sie im Anhang.

Sensationell: 30 Milliarden Fahrradkilometer

> *Es gibt (ohne Kinderfahrräder) 73 Millionen Fahrräder in den bundesdeutschen Haushalten – praktisch jeder, der fahren kann, hat ein Fahrrad. Bei der Vorstellung der Zwischenbilanz des »Nationalen Radverkehrsplans« hob die Bundesregierung stolz hervor, dass der Radverkehr in Deutschland zunimmt und dabei immer längere Strecken zurückgelegt werden. Insgesamt fahren die Deutschen 30 Milliarden Kilometer mit dem Fahrrad.*

Das muss man sich mal vorstellen! 30 Milliarden Kilometer mit dem Fahrrad!! Wir strampeln, wir strampeln ... Das muss man doch mal pro Bürger ausrechnen. 30 Milliarden Kilometer geteilt durch 82 Millionen Einwohner gibt ... mmh ... 365 km pro Jahr ... oh ... 1 Kilometer pro Tag! Tja, so kann man Statistiken aufsitzen – wenn man genauer hinschaut, ist das Ergebnis nicht mehr so umwerfend. Da allerdings von den 82 Millionen Deutschen nur 8,8 Millionen, also etwas mehr als 10 Prozent, regelmäßig Fahrrad fahren, legen die doch immerhin 10 Kilometer pro Tag auf dem Rad zurück. Mit dem Auto werden pro Bundesbürger täglich 20 km zurückgelegt.

In den letzten zwanzig Jahren hat sich beim Fahrradverkehr viel getan: Es gibt mehr Radwege, bessere und komfortablere Fahrräder und exzellente Fahrradkleidung und viel mehr Freizeitradler und Mountainbike-Freaks. Aber: Gemessen an diesen Fortschritten, wird immer noch überraschend wenig Fahrrad gefahren. Der Anteil des Fahrradverkehrs an allen Verkehrsarten (bezogen auf Personenkilometer) betrug im Jahr 2005 nur 2,7 Prozent. Das ist umso verwunderlicher, als 23 Prozent aller Autofahrten im Bereich bis 2 km erfolgen und weitere 19 Prozent im Bereich von 2 bis 4 km. Das sind klassische Fahrradentfernungen – in der Stadt ist man da meist auch noch schneller, erst recht, wenn man die Parkplatzsuche oder den Weg vom Parkplatz zum Zielort mit einberechnet. Und überdies werden 41 Prozent aller im Auto gefahrenen Personenkilometer für Freizeit und Urlaub zurückgelegt.

Brief in die Heimat von dem chinesischen Austauschstudenten Wan Mung an seinen Freund:

Lieber Li, gestern bin ich ein bisschen durch die Gegend geradelt, es war schönes Wetter – fast wie bei uns. Oben am Berg, auf dem Schauinsland, habe ich meinen Nachbarn, Herrn Müller, getroffen. Am Wochenende fährt er immer zwei Stunden mit seinem Mountainbike, »um abzunehmen«, wie er sagt. Die Mountainbikes sind sehr stabile Fahrräder, wie wir sie auf unseren schlechten Straßen gut gebrauchen könnten. Müller zieht immer eine enganliegende topmoderne Radler-Kluft an – grellgrün mit orangen Streifen. Er sieht darin aus wie ein Urwaldkäfer, aber so wird sein Alltag wenigstens etwas farbig. Müller hatte, als ich ihn gestern traf, einen knallroten Kopf und war völlig durchschwitzt – kein Wunder bei seinem dicken Bauch. Dabei radelt er nur auf der Hochebene, das Fahrrad lädt er vorher auf sein Auto und fährt damit auf den Schauinsland hoch. Am Wochenende ist meistens ein Stau im Dreisamtal, jedes dritte Auto in der langen Blechschlange hat zwei Fahrräder auf dem Dach. Letzte Woche habe ich einen Autoreisezug nach Italien gesehen. Auf einem Waggon war ein Wohnmobil geladen mit zwei Fahrrädern auf dem Dach, an die Rücktür war ein Moped geschnallt, zwei Surfbretter waren auch noch auf dem Dach. So bleiben die Leute hier mobil.

> Müller schwört auf sein Mountainbike und seine Radler-Kluft. Er wäre damit mindestens eine Viertelstunde schneller. Er hat den Lenker ganz tief gestellt – um den Luftwiderstand zu verringern. Dafür sieht er nichts von der schönen Gegend. Das Einzige, wofür er den Blick hebt, sind Gasthäuser. Wenn er zwei Stunden geradelt ist, haut er sich die Wampe voll. Aber nicht einmal das Essen kann er genießen, sein Arzt hat ihn gewarnt. »Herr Müller, bei Ihrem Übergewicht kann das nächste Schnitzel das Letzte sein«. Deswegen fährt er auch so verzweifelt mit seinem Rad durch die Gegend.
> Was ich gar nicht verstehe, ist, dass er unter der Woche immer mit dem Auto zur Arbeit fährt. Zwanzig Minuten braucht er für einen Weg, mit dem Fahrrad wäre er in 15 Minuten dort. »Zeit ist Geld«, sagt er, wenn ich frage, warum er nicht mit dem Fahrrad zur Arbeit fährt. Dann hätte er bis zum Wochenende doch schon sein Sportpensum absolviert. »Das verstehen Sie nicht, Herr Mung«, hat er gesagt. Ich verstehe es wirklich nicht ...

Wer regelmäßig Fahrrad fährt, spart Geld und schont das Klima. Sie müssen nicht auf den dicksten Straßen im dicksten Abgasmief fahren und sich über Autofahrer ärgern, die so stinkende Autos fahren wie Sie selbst. In vielen Orten gibt es gut befahrbare Fahrradwege, oft lohnt ein kleiner Umweg durch eine ruhigere Gegend. Sie sind eh schneller als mit dem Auto. Auch das Einkaufen nebenher geht zügiger und bei der Eisdiele können Sie direkt anhalten.

Tägliches Fahrradfahren ist gesund – Sie haben auf dem Weg zur Arbeit oder zum Einkauf schon Sport gemacht. Selbst im Winter können Sie die zwei bis drei Kilometer zur Arbeit radeln – das ist auch gut gegen Erkältungen. Bis die anderen ihre Autos enteist oder aufgewärmt haben, sitzen Sie schon am Schreibtisch.

Mittlerweile gibt es auch sehr gute Fahrräder – sicher und wartungsarm. Fahrräder, bei denen das Licht immer funktioniert und die Bremsen immer gut ziehen. Lange dachte ich, dass ich eigentlich schon ein gutes Fahrrad hätte. Trotzdem: Alle paar Monate ein Platten, die Hose durch die Kette verschmutzt, das Rücklicht kaputt. Der Dynamo funktionierte bei Regen nur noch mäßig. Dann platzte plötzlich auch noch der Felgenring ab. Beiläufig und erstmals erfuhr ich vom Fahrradhändler, dass Felgen durch das Bremsen abgeschliffen werden. Gute Fahrräder hätten deshalb eine Warnmarkierung. Da hatte ich es satt – ich wollte nur noch ein Fahrrad, das verlässlich funktioniert und wartungsarm ist. Zusammen mit Kollegen am Öko-Institut entwickelten und bauten wir dann ein Pilotfahrrad – mit Nabendynamo, Standlicht vorne und hinten, Steckverbindungen für die Kabel, pannensicheren Reifen und gekapselten Rollenbremsen. Und nach mehr als 4000 Kilometern immer noch keine Reparatur, das Licht leuchtet, die Bremse bremst, keine Kettenschmiere an der Hose, kein Platten. Ich bin platt!

Ende 2004 haben wir im Öko-Institut Innovationsziele für wartungsarme und sichere Alltagsfahrräder entwickelt und im Frühjahr 2007 eine Marktübersicht erstellt (www.ecotopten.de). Die Fahrräder der neuen Generation sind beim Kauf etwas teurer (ab 660 Euro), dafür in der Wartung billiger. Aber Radfahren ist sowieso unschlagbar günstig. Das günstigste EcoTopTen-Fahrrad kostet in der Anschaffung so viel wie der Unterhalt und die anteilige Abschreibung eines durchschnittlichen Autos in fünf Wochen.

Bahn frei für das Klima

Aus mir nicht ganz erklärlichen Gründen ist es besonders beliebt, über die Bahn zu lästern. Mein Zug hatte Verspätung. ... Da hat sich wieder jemand vor den Zug geworfen ... Das dauerte nach dem Sturm eine Ewigkeit, bis der Baum von den Gleisen geholt wurde ... Der Bahn den Schwarzen Peter zuzuschieben ist ein beliebter Volkssport und man kann immer mit Zustimmung rechnen, egal welchen Unsinn man erzählt.

Über andere Verkehrsmittel wird vergleichsweise wenig geschimpft: Über das Auto schon mal gar nicht, schließlich fährt man selbst eins. Man lästert auch nicht über den Ausfall von Flügen, nicht über stundenlanges Anstehen in Wartehallen, über das Gepäck, das ewig nicht kommt, über das Einpacken von Kosmetikartikeln in lächerlich kleine Plastiktüten, über Getränke, die man nicht mitnehmen darf, nicht über die Foltersitze der Economy-Klasse, nicht über verhackstückte Zeiten und schon gar nicht über den Stress, dem man ausgesetzt ist: 35 Minuten Anfahrt mit dem Auto, 10 Minuten vom Parkplatz in die Abflughalle, 10 Minuten Einchecken. 12 Minuten vor der Sicherheitskontrolle, 17 Minuten in der Wartehalle, 8 Minuten im Bus – wieso fährt der nicht los? Richtig, da kommt noch so ein Trottel –, 9 Minuten im Flugzeug, bis es losrollt, dann ist man endlich oben, aber doch etwas müde von dem ganzen Stehen und Warten und dem Ellbogenkampf mit dem Nachbarn, also döst man 30 bis 40 Minuten, dann muss man schon wieder den Tisch hochklappen, die Lehne aufrichten, steht nach der Landung 5 hässliche Minuten mit eingezogenem Kopf im Flugzeug, weil die Türen nicht aufgehen, dann dauert es wieder ein paar Minuten, bis der

Bus kommt und man endlich im Flughafen ist, an dem man aber gar nicht sein will, weil man ja in das Stadtzentrum will, und das dauert dann auch noch mal eine halbe Stunde mit der S-Bahn. Die vielleicht zwei Minuten zu spät kommt.

Aber jetzt hat man ja noch eine halbe Stunde Zeit, um über die Bahn zu lästern ...

Da ich viel unterwegs bin und weite Strecken zurücklegen muss, fahre ich regelmäßig mit der Bahn und dem Lokführer als Chauffeur. Auto fahren oder mittlere Strecken zu fliegen, kann ich mir zeitlich gar nicht leisten. Und da ich in den letzten 25 Jahren beruflich etwa eine Million Bahnkilometer gefahren bin, darf ich als Routinier die Bahn auch mal loben. Man kann im Internet bequem seine Zugverbindung suchen, reservieren und die Fahrtkarten bis zehn Minuten vor der Abfahrt elektronisch kaufen – oder als Vielfahrer gleich eine Jahreskarte. Die Bahn fährt die meisten Fernstrecken viel schneller als vor zwanzig Jahren und in der Regel schneller als Auto und Flugzeug, sie ist billiger, schenkt mir die Fahrzeit als frei verfügbare Zeit und ist ökologischer.

Ein Vergleich für eine längere Fahrt zeigt die Relationen. Bei der Bahnfahrt Berlin–München werden pro Person rund 33 kg CO_2 freigesetzt, mit dem Auto die dreifache Menge, mit dem Flugzeug die fünffache Menge. Beim Vergleich Auto und Bahn variieren die Daten je nach Streckenlänge (Stadtverkehr, Nahverkehr und Fernverkehr) und Größenklasse des Pkw.

Wer es genauer wissen will, kann bei www.bahn.de die CO_2-Emissionen für eine bestimmte Fahrt ausrechnen lassen (Stichwort: UmweltmobilitätsCheck). Die Berechnungsdaten der Bahn stammen von einem unabhängigen Institut.

Ein Preisvergleich zwischen Bahn, Pkw und Flugzeug im Inland hängt sehr von den jeweiligen Wegen, Zeiten und Rahmenbedingungen ab. Billigflieger können billiger sein als die Bahn, die Bahn kann billiger sein als das Auto, und das Auto kann billiger sein als das Flugzeug ...

Entscheidend ist, ob man bereits ein Auto besitzt, wie viele Personen mitfahren und ob man eine Einzelfahrt oder die jährlichen Fahrten mit anderen Verkehrsmitteln vergleicht. Wer ein Auto besitzt und die hohen jährlichen Fixkosten bereits bezahlt hat, kalkuliert für eine Einzelfahrt in der Regel nur die Benzinkosten (ca. 9 bis 10 €/100 km), vielleicht auch Benzinkosten und anteilige Wartungskosten (ca. 14 €/100 km). Auf keinen Fall werden die realen Kosten gerechnet, die sich aus jährlichen Gesamtkosten und Jahreskilometerleistung ergeben (nach ADAC-Kostenrechnung je nach Wagen zwischen 40 bis 60 €/100 km).

Die Einzelfahrt (für eine Person) mit schöngerechneten 9 bis 10 €/100 km ist damit billiger als die Fahrt mit der Bahn (ca. 17 €/100 km), aber schon etwas teurer als eine Bahnfahrt (jeweils für die 2. Klasse gerechnet), wenn man Besitzer einer BahnCard 50 ist und für die Fahrkarte nur den halben Preis zahlt. Bei den realen Kosten liegt das Auto mit 40 bis 60 €/100 km deutlich über der Bahn, selbst dann, wenn zwei Personen im Auto fahren.

Bei Vielfahrern und Berechnung der jährlichen Kosten kann sich das Verhältnis dramatisch ändern. Eine BahnCard 100 – also ein Jahresabo für alle Strecken der Bahn – kostet 3 400 € (Stand 2007) und damit 9,30 € pro Tag und bei einer Fahrleistung von 18 000 Jahreskilometern etwa 19 €/100 km. Man kann aber auch 40 000 km damit fahren, ohne mehr zu zahlen. Ein Auto kostet bei einer Jahresfahrleistung von 18 000 km je nach Auto ca. 25 bis 45 €/100 km oder um die Differenz deutlicher zu machen: etwa 4500 bis 8000 € pro Jahr. Der glückliche BahnCard-Besitzer kann also noch für Tausende von Euro mit dem Taxi fahren oder ein Carsharing-Auto nutzen.

Der Prima-Klima-Tipp Ein schönes Geschenk für Ihren Partner oder Ihre Kinder, Neffen und Nichten und auch für das Weltklima ist die BahnCard 50 zum Preis von 212 Euro (Stand 2007). Mit dem Halbpreis werden alle noch zu glücklichen Bahnfahrern ...

Im Steigflug

Die Zahl der Flüge steigt rasant. Der Flugverkehr wird staatlich massiv gefördert, obwohl er mit weitem Abstand die umweltschädlichste Verkehrsart ist. Der Flächenverbrauch ist hoch, noch höher ist der massive Lärm, den Millionen von Flughafen-Anwohnern Tag und Nacht aushalten müssen, und geradezu riesig ist der Treibhauseffekt des Flugverkehrs. Der Anteil des Flugverkehrs am weltweiten Treibhauseffekt liegt bei etwa 12 Prozent und wird bis zum Jahr 2030 voraussichtlich höher sein als der des weltweiten Straßenverkehrs!

In der öffentlichen und politischen Diskussion wird die Bedeutung des Flugverkehrs dramatisch unterschätzt.

Eine wesentliche Rolle spielen dabei diverse statistische Tricks und unklare Abgrenzungen, mit denen der Ausstoß von Treibhausgasen berechnet wird – mal werden nur die Inlandsflüge genannt, mal nur die Flugkilometer über Deutschland, aber nicht die über den weiten Meeren. Und in der Regel werden nur die CO_2-Emissionen des Flugverkehrs angeführt, obwohl der Treibhauseffekt insgesamt durch weitere Treibhausgase und Kondensstreifenbildung mindestens doppelt so hoch ist und bei Fernflügen möglicherweise – wegen der Bildung von Zirruswolken – sogar fünfmal so hoch sein kann.

Der innerdeutsche Flug von Frankfurt nach Berlin und zurück verursacht 0,19 Tonnen CO_2-Äquivalente – etwa fünf Mal so viel wie die Bahn. Der Treibhauseffekt eines Fluges für eine Person nach Teneriffa ist mit zwei Tonnen CO_2-Äquivalenten so groß wie der des jährlichen Stromverbrauchs eines Zwei-Personen-Haushalts. Und der Ferienflug nach Australien übersteigt mit 12,6 Tonnen CO_2-Äquivalenten schon die Pro-Kopf-Emission pro Person und Jahr in Deutschland.

Mit dem CO_2-Rechner unter www.freiburg.de/co2 kann man den Treibhauseffekt unterschiedlicher Flüge berechnen.

> **500 000 Plastiktüten.** Dreißig Jahre nach dem Kampfruf der Ökopaxe »Jute statt Plastik« stehen Plastiktüten wieder auf dem Index. Angefangen hat es in San Francisco und ganz bestimmt werden viele folgen und wie Don Quichotte den Kampf gegen die Windflügel der Plastikindustrie aufnehmen. Nun gibt es allerlei praktische Gründe, zum Einkaufen eine Tasche oder eine dünne Baumwoll-Tasche (oder reißfeste Polyester-Tasche!) zu benutzen, statt immer im Supermarkt eine Wegwerf-Plastiktüte zu kaufen, die vielleicht noch Geld kostet, leicht reißt und hinterher oft genug als Müll in der Gegend herumfliegt. Aber das Klima rettet man mit einem Komplettverzicht auf Plastiktüten bestimmt nicht. Wenn Sie bei der Flugreise nach San Francisco im Duty Free Shop auf die Plastiktüte verzichten, dann ist das noch nicht einmal der berühmte Tropfen auf dem heißen Stein: Denn der Treibhauseffekt für Ihren Flug von Frankfurt nach San Francisco und zurück ist mit 7,1 Tonnen CO_2-Äquivalenten etwa so groß wie der von 500 000 Plastiktüten – in Worten fünfhunderttausend Plastiktüten.

Prima-Klima-Aktionstipp Schlagen Sie an Ihrem Arbeitsplatz doch einfach einmal vor, statt eines Vor-Ort-Treffens eine Telefonkonferenz durchzuführen. Spart Zeit, Nerven und sehr viel Geld und ist äußerst klimafreundlich. In den letzten Jahrzehnten haben die Dienstreisen erheblich zugenommen und damit Flüge, Auto- und Bahnfahrten. Ein Teil davon könnte durch Telefon- oder Videokonferenzen ersetzt werden, vor allem Routinetreffen und unternehmensinterne Besprechungen mit MitarbeiterInnen verschiedener Standorte. Virtuelle Konferenzen bieten sich gleichermaßen aus Umwelt- und Klimasicht an. Selbst Dienstreisen mit der Bahn verursachen schon 50mal mehr CO_2-Emissionen. Gegenüber dem Flugzeug ist der Einspareffekt sogar noch drei Mal größer.

Unter Strom stehen

Wollen wir wetten? Ich wette, dass Sie Ihren Jahresstromverbrauch nicht kennen. Kostet ja nur um die 500 bis 1000 Euro und solche Kleckerbeträge zahlen Sie ja gern aus der Portokasse!? Und den unnützen Stand-by-Strom mit 80 Euro oder weit mehr? Geschenkt – das ist Ihre Dauerspende an die Atomstrom-Energieversorgungsunternehmen. Oder sind Sie doch schon auf Ökostrom umgestiegen?

Nach dem letzten Umzug hatte ich die Faxen dicke. Abmelden, anmelden. Adressenänderungen. Nachsendeantrag an die Post. Telefon abmelden. Telefon neu anmelden. Strom und Gas kündigen. Zähler ablesen. Neuen Vertrag schließen. Freiwillig macht man so etwas nicht gern. Das hielt mich lange davon ab, auf Ökostrom umzusteigen – die Idee fand ich toll, den Ummeldekram aber fürchtete ich. Einige AKW-Störfälle später musste es sein: eine kurze Mail, und drei Tage später waren die Unterlagen da. Ich musste nur den Vertrag unterschreiben, auch die Abmeldung beim bisherigen Stromlieferanten wurde für mich erledigt. Angespannt erwartete ich den 1. Februar 2002, gequält von düsteren Befürchtungen. Wie hatte ich nur so blöd sein können, in der dunkelsten Jahreszeit zu kündigen?! Wahrscheinlich würde ich tagelang ohne Strom sein. Am 31. Januar abends passierte – nichts. Am nächsten Tag – auch nichts. Alles ging reibungslos. Wochen später wunderte ich mich nur noch, warum nicht alle AKW-Gegner und Klimaschützer Ökostrom beziehen.

Mit Ökostrom wird der dringende Bau neuer Ökostrom-Produktionsanlagen gefördert. Je mehr Stromkunden auf Ökostrom umsteigen, desto höher und schneller kann der Anteil erneuerbarer Energien am gesamten Strom-Mix in Deutschland und Europa steigen. Bis jetzt allerdings will nur etwa 1 Prozent der Kunden Ökostrom beziehen.

Marktforschung und private Umfragen zeigen, dass viele Menschen Ängste vor einem Wechsel des Stromanbieters haben (womöglich tagelang ohne Strom dasitzen, womöglich muss ein neuer Zähler installiert werden, womöglich geht der neue Anbieter in Konkurs). Dabei ist es so einfach: Sie beauftragen den neuen Strom-Anbieter und überlassen ihm alles Weitere. Sie brauchen keinen neuen Zähler und keine neue Leitungen.

> **Was ist Ökostrom?** Ökostrom-Angebote stammen überwiegend aus erneuerbaren Quellen wie Wasserkraft, Wind- und Sonnenenergie und zum Teil aus effizienten Kraft-Wärme-Kopplungsanlagen. Ökostrom wird in das Stromnetz eingespeist – aber dem eingespeisten Strom sieht man nicht an, aus welcher Quelle er stammt. Der Strom aus der »Ökostrom-Steckdose« ist physikalisch gleich wie der Strom aus der »Atomstromsteckdose«. Deshalb sollten Sie nur zertifizierten Ökostrom beziehen, der unter Einhaltung anspruchsvoller Kriterien produziert wurde. Bei richtigem Ökostrom werden beispielsweise keine alten Wasserkraftwerke gefördert (da würde ja kein zusätzlicher Ökostrom produziert), sondern nur neu gebaute Wasserkraftwerke.
>
> Es gibt zwei unterschiedliche Ökostrom-Typen: Nach dem Händlermodell muss der Ökostromanbieter genau die Menge an Ökostrom ins Netz einspeisen, die Sie als Kunde verbrauchen. Nach dem Fondsmodell verpflichtet sich der Ökostromanbieter, pro Kilowattstunde verkauftem Strom einen bestimmten Förderbetrag (mehr als 1 Cent je verkaufter Kilowattstunde Strom) in den Bau

> neuer Ökostrom-Anlagen zu investieren, deren Betrieb ohne diesen Zuschuss nicht wirtschaftlich wäre. Formal gesehen bekommen Sie beim Fondsmodell den Standard-Strom geliefert, fördern aber Ökostrom.
>
> Das Ganze ist also vom Verbraucher nicht einfach nachprüfbar, und damit hier kein Schmu getrieben wird, gibt es Labels mit scharf überwachten Kriterien für zertifizierten Strom. Die wichtigsten Strom-Labels sind das »ok-power-Label« und das »Grüner Strom Label in Gold bzw. Silber«. Unter www.ecotopten.de sind die empfehlenswerten und zertifizierten, überregionalen und regionalen Ökostromangebote zusammengestellt.

Die Treibhausgas-Emissionen können Sie durch den Wechsel auf Ökostrom besonders leicht, kostensparend und ohne Komfortverzicht reduzieren – bei einem Zwei-Personen-Haushalt auf einen Schlag um rund 1,5 Tonnen CO_2-Äquivalente pro Jahr. Je nach Tarifgebiet kostet Sie der neue Anbieter auch nicht mehr als der alte oder höchstens einige wenige Euro zusätzlich pro Monat, die Sie allein schon durch einige Energiesparlampen locker wieder einsparen.

In der nachfolgenden Tabelle sind der Durchschnittsverbrauch verschiedener Haushalte und die Treibhausgas-Emissionen von normalem Strom und von Ökostrom aufgeführt. Haushalte mit vorsintflutlicher Elektroheizung sind bei dieser Statistik nicht erfasst. Elektroheizungen gehören eh verboten.

Stromverbrauch und Treibhausgas-Emissionen unterschiedlicher Haushalte

Haushalts-größe	Stromverbrauch pro Jahr kWh	Treibhausgas-Emissionen konvention. Haushaltsstrom	Ökostrom	Einsparung durch Ökostrom
		in kg CO_2-Äquivalente		
1-Pers-HH	1790	1181	269	912
2-Pers-HH	3030	2000	455	1545
3-Pers-HH	3880	2561	582	1979
4-Pers-HH	4430	2924	665	2259

Um auch einmal persönliche Zahlen auf den Tisch zu legen. In unserem Zwei-Personen-Haushalt haben wir die typischen Geräte: Kühlschrank, Spülmaschine, Waschmaschine, Wäschetrockner, (Gas)Herd, Fernsehgerät, DVD-Rekorder, CD-Player, Computer, Monitor, Staubsauger, Bügeleisen, die stillen Stromfresser Beleuchtung und Heizungspumpe und den diversen Kleinkram wie DSL-Telefonanlage, Espresso-Maschine etc. Da fehlt nichts zum Komfort und trotzdem ist der Stromverbrauch 44 Prozent niedriger als im Durchschnitt und liegt bei nur etwa 1700 kWh/Jahr. Der Ökostrom ist in unserer Heimatstadt Freiburg nicht teurer. Ohne Komfort-Verzicht durch die Kombination effiziente Geräte und Ökostrom sparen wir gegenüber dem Durchschnittshaushalt beim Strom jährlich mehr als 1300 kWh, rund 250 Euro und 1745 kg CO_2-Äquivalente (87 Prozent!).

Die Produktion von konventionellem Strom verursacht im Schnitt in Deutschland etwa 0,66 kg Treibhausgase/kWh, Ökostrom dagegen nur 0,15 kg/kWh und damit rund 77 Prozent weniger! Im bundesweiten Schnitt ist Ökostrom etwas teurer als konventioneller Strom. In vielen Tarifgebieten aber sind die Preise durchaus vergleichbar. Die überraschend niedrigen Kosten für guten und zertifizierten Ökostrom erklären sich daraus, dass die eigentlichen Produktionskosten für Strom nur rund 3 Cent kosten (rund 15 Prozent des Strompreises), der große Rest sind Netzkosten, Konzessionsabgaben, Stromsteuer, Verwaltungskosten (und die sind bei den alten Monopolisten besonders hoch). Bei Ökostrom gibt es viele lokale Anbieter, aber auch mehrere bundesweite Anbieter wie Lichtblick, Elektrizitätswerke Schönau, Greenpeace energy, Stadtwerke Hannover, Naturstrom AG und NATURpur Energie.

Prima-Klima-Aktionstipp Ökostrom ist nicht nur etwas für den privaten Haushalt. Auch Unternehmen, Schulen, Kindergärten, Kirchengemeinden, Universitäten oder Kommunen können ihn beziehen. Starten Sie eine Initiative. Ihr Erfolg wirkt gleich doppelt – denn alle Beteiligten werden zusätzlich angeregt, auch privat Ökostrom zu beziehen. Fragen Sie im Büro, im Kindergarten, in der Schule, im Unternehmen nach Stromverbrauch und Stromrechnung. Zuerst einmal werden Sie ungewohnte Aktivitäten auslösen. Denn wahrscheinlich wird niemand wissen, wie hoch die Stromrechnung ist und wer die eigentlich kontrolliert. Der Hausmeister? Die Finanzabteilung? Der Bürgermeister? Der Direktor? Oder der Physiklehrer? Allein schon die einfache Frage wirkt ungeheuer bewusstseinsbildend. Der Umstieg auf Ökostrom wirkt noch mehr – je 10 000 kWh Öko-Strom werden die Emissionen gegenüber konventionellem Strom im Durchschnitt um 5,1 Tonnen CO_2-Äquivalente reduziert. Aber nicht vergessen: Parallel dazu bzw. zuvor sollte immer versucht werden, den Strombedarf soweit wie möglich zu drücken.

Lassen Sie sich nicht blenden

> *Ja, die 1980er Jahre waren echt hart. Kratzige Strickpullis, Birkenstocklatschen, dicke Bücher zum richtigen Verhalten, scharf gerösteter Nicaragua-Solidaritäts-Kaffee und dann noch diese Energiesparlampen: fahlblau blendende Stäbe, die in keinen Lampenschirm passten und die ersten missglückten Kochversuche mit dem Öko-Burger grell ausleuchteten. Die Zeiten sind längst vorbei. Heute gibt es Energiesparlampen in vielen Formen und Größen und mit verschiedenen Lichtspektren (»extrawarmweiß« wie die übliche Glühlampe, »warmweiß«, »neutralweiß« und »tageslichtweiß«).*

Ein Zwei-Personen-Haushalt hat durchschnittlich eine Wohnraumgröße von 86 Quadratmetern mit etwa 15 bis 20 Leuchten. Da können Sie also jede Menge Energiesparlampen einschrauben. Aber natürlich muss man mit Widerständen rechnen: Ihr Partner schwört auf seine Leselampe. Und Sie selbst haben ihre Lieblings-Super-Huper-Duper-Designer-Halogen-Lampe, der sie keine Energiesparlampe mit Steckanschluss antun wollen. Dann nehmen Sie sich eben die anderen 18 Lampen vor.

Gute Energiesparlampen halten im Dauertest mindestens 10 000 Betriebsstunden und damit etwa zehn Mal so lang wie herkömmliche Glühlampen. Aufgrund der langen Haltbarkeit und des um 80 Prozent geringeren Stromverbrauchs sind Energiesparlampen auch unschlagbar kostengünstig.

Beim Kauf von Energiesparlampen sollten sie keine Billigmodelle kaufen, sondern nur solche, die auf Qualität und Langzeithaltbarkeit getestet wurden (z. B. Stiftung Warentest; Heft 1/2006). Eine Übersicht über Energiesparlampen, Preise, Gesamtkosten und Tests finden Sie unter www.ecotopten.de.

Die jährlichen Gesamtkosten (Stromkosten und anteiliger Preis) einer herkömmlichen 75-W-Glühlampe liegen bei drei Stunden täglicher Betriebszeit bei etwa 17 Euro (davon etwa 16,50 Euro Stromkosten), die einer vergleichbaren Energiesparlampe bei 4 bis 5 Euro.

Die Mehrkosten beim Kauf einer Energiesparlampe (um die 12 Euro) hat man schon nach einem Jahr eingespart.

Gut zu wissen Ein Zwei-Personen-Haushalt verbraucht jährlich etwa 400 kWh Strom für die Beleuchtung. Mit 80 Prozent Energiesparlampen sinkt der Verbrauch auf etwa 120 kWh, bei 100-prozentigem Ersatz sogar auf 80 kWh. In diesem Fall spart der Haushalt jährlich rund 65 Euro (die Mehrkosten der Energiesparlampen sind darin anteilig eingerechnet) und 320 kWh Strom und reduziert die Treibhausgase jährlich um 211 kg (von 264 kg auf 53 kg CO_2-Äquivalente). Bei 38 Millionen Haushalten wären das in Deutschland rund acht Millionen Tonnen CO_2-Äquivalente – etwa 0,8 Prozent der Gesamt-Emissionen. Und das auf einen Schlag und mit Jahr für Jahr 2,5 Milliarden Euro weniger Verbraucherkosten.

Prima-Klima-Tipp für ganz Helle Die alte Frage: Was bringt man zur Einladung mit? Blumen bringen auch die anderen, die Bücher sind meist kein Volltreffer (mit Ausnahme des Klima-Knigge natürlich), Wein ist auch nicht mehr so originell. Schenken Sie doch einfach eine hochwertige 15-W-Energiesparlampe (einsetzbar für eine 60-W- oder 75-W-Glühlampe), Preis etwa 10 Euro. Sie legen sie mit Understatement auf den Tisch und sagen: »Damit spart Ihr in den nächsten zehn Jahren 100 Euro und 500 kWh Strom«. Dann heben Sie das Glas auf das Wohl der Gastgeber.

Second Life emissionsfrei?

Energieverbrauch? Kohlendioxid-Ausstoß? Das mag ja alles sein – bei Häusern, Autos und Waschmaschinen. Das sind doch schließlich auch Produkte von gestern. Mit der modernen Informations- und Kommunikationstechnik wird alles besser. Liegt doch auf der Hand – mailen statt Briefverkehr, minimaler Papierverbrauch, Videokonferenz statt langer Dienstreisen, Reise in die Second World statt Flug nach Übersee. Im Cyberspace gibt es keine Umweltverschmutzung, oder?

In den letzten zwei Jahrzehnten haben sich folgende Produkte auf dem Markt und in den Haushalten durchgesetzt: Computer mit Lautsprechern, Notebook, Drucker, Spiel-Konsolen, Palmtops, zugehörige Modems, Digitalkameras, Computer-Röhrenmonitore oder Flachbildschirme, CD-Player, DVD-Player, DVD-Rekorder und DVDs, Digital-Kamera, Speicherkarten aller Art, Foto Drucker, Beamer, tragbare CD-Player, DVD-Player, iPods, Digital-Radio, Digital-Fernseher, Digital-Set-Top-Boxen, Travelpiloten/GPS, Handys, Foto-Handy, ISDN-Anlage, DSL-Anlage, neue Batterien und Austausch-Akkus oder Akku-Ladegeräte. Unsichtbar für die Verbraucher sind Millionen großer Server in Büros, Unternehmen und Handel und riesige Datenzentren bei den Telekommunikations-Gesellschaften, Banken und Versicherungen, bei ebay, bei Second Life und anderen.

Die vielen Elektronikprodukte und Server sind eben nicht virtuell, sondern Hardware mit harten Auswirkungen auf Umwelt und Klima. Und oft genug werden sie auch noch unter unwürdigen Bedingungen in der Dritten Welt und in Schwellenländern hergestellt. Hinzu kommt ein gigantischer Stromverbrauch, der durch Dauer-Stand-by diverser Geräte, durch Flatrates rund um die Uhr noch verstärkt wird.

Selbst die Flucht in das Biedermeier der Informationsgesellschaft, in die scheinbar heile und harmonisierende »Second World«, wird zum Klimadebakel.

Gut zu wissen Ein regelmäßiger User, der mit Flatrate 24 Stunden als Avatar im Second Life abhängt, verursacht allein über den Strombedarf seines eigenen PC, seines Monitors und seiner DSL-Anlage und – anteilig – des Großservers von Second World insgesamt so viel Treibhausgase wie ein Brasilianer pro Jahr.

Viele Haushalte verbrauchen sinnlos Stand-by-Strom; es gibt sogar Geräte, die vortäuschen, beim Ausschalten vom Netz getrennt zu werden. Sie drücken den Aus-Schalter: Off, ein Licht geht aus, aber der Strom läuft dennoch weiter. Neue Geräte verfügen teilweise über ein »Auto-Power-off«, mit dem das Gerät nach einer vorgegebenen Zeit wirklich vom Netz getrennt wird, oder über einen »Sleep-Timer«, der das Gerät aber nur in den Stand-by-Betrieb schaltet.

Ein Haushalt hat im Durchschnitt einen vermeidbaren Stand-by-Verbrauch von etwa 500 kWh. Das bedeutet, dass man mehrere Geräte mit einer Stand-by-Leistung von insgesamt 57 W hat. Sie können sich gar nicht vorstellen, so einen hohen Stand-by-Verbrauch zu haben? Wenn Sie mit dem Strommessgerät die Stand-by-Leistung aller Geräte in Ihrem Zuhause untersuchen, werden Sie feststellen: Uuih – der Festplattenrecorder hat schon 30 W, die Stereoanlage 20 W, das Faxgerät 15 W, der PC-Lautsprecher 10 W, der Tintenstrahldrucker 10 W (oder haben Sie gar einen Farblaserdrucker mit 100 W?), der Scanner 15 W, das TV-Gerät mit aktivem Stand-by 30 W, die Telefonanlage 5 W, der Anrufbeantworter 5 W usw. Kinkerlitzchen, werden Sie sagen, aber in Deutschland wird inzwischen etwa so viel an Stand-by-Energie verbraucht, wie die schöne Windenergie erzeugt. Pro Haushalt summiert sich der unnötige Stand-by-Verbrauch auf etwa 500 kWh. Kleingeld kann man das jedenfalls nicht mehr nennen, was die deutschen Verbraucher dafür pro Jahr zu zahlen bereit sind, nämlich insgesamt etwa 4 Milliarden Euro.

Gut zu wissen Ein ZweiPersonenHaushalt verbraucht um die 500 kWh Stand-by-Strom pro Jahr (entspricht 330 kg CO_2-Äquivalente); das sind jährliche Kosten von rund 100 Euro. Etwa 80 Prozent davon kann man einsparen – durch systematisches Ausschalten (Steckerleisten erleichtern das Ausschalten von mehreren Geräten) und durch gezielte Auswahl beim Neukauf von Geräten.

Passives und aktives Stand-by Beim passiven Stand-by ist das Gerät in Bereitschaft (meist erkennbar an einem leuchtenden Lämpchen) und kann, beispielsweise mit der Fernbedienung, sofort angeschaltet bzw. zum Laufen gebraucht werden (beim Fernseher kommen dann Bild und Ton sofort). Beim aktiven Stand-by ist das Gerät ebenfalls in Bereitschaft, kann aber noch im Hintergrund Signale verarbeiten, beispielsweise Updates beim Computer oder bei einer elektronischen Programmzeitschrift des Fernsehers. Bei manchen Geräten ist der Stand-by-Modus notwendig, damit gespeicherte Funktionen erhalten bleiben (zum Beispiel bei der Heizungsanlage), bei vielen Klein-Geräten sparen die Hersteller mit der Stand-by-Funktion nur Herstellungskosten, weil der Netzschalter teurer ist.

Aufgrund der Vielfalt der Computer, der sehr unterschiedlichen Ansprüche an Prozessor, Grafikkarte, Arbeitsspeicher, Festplatte, Sound, Laufwerke und Schnittstellen und wegen der schnellen Modellwechsel ist es kaum möglich, eine aktuelle Übersicht zu geben.

Das Öko-Institut gibt unter www.ecotopten.de Entscheidungshilfen für Einsteiger. Aktuelle Werte für Computer und effiziente Bürogeräte findet man bei www.officetopten.de.

Eine Orientierung über Verbrauchswerte gibt die nachfolgende Tabelle. Dabei wird von täglich vier Stunden Betrieb, 1 Stunde Stand-by ausgegangen (19 Stunden also wirklich Ausgeschaltet/off-Mode). Im Büro liegen die Werte etwa doppelt so hoch.

Verbrauchswerte PC und Notebook

Jahres-Stromverbrauch (tgl. 4 Std. Nutzung; 1 Std. Stand-by)	Stromsparende Geräte	Schlechte Geräte
Einsteiger PC	88 kWh	183 kWh
Einsteiger Notebook	22 kWh	63 kWh
Multimedia PC	88 kWh	256 kWh
Multimedia Notebook	29 kWh	93 kWh
Gamer PC	234 kWh	767 kWh
Gamer Notebook	51 kWh	166 kWh

Gut zu wissen Ein Notebook verbraucht deutlich weniger Strom als ein PC. Da bei den mobilen Notebooks der Akku-Strom beschränkt ist, sind sie vom Hersteller energieoptimiert und siehe da: Sie verbrauchen 70 Prozent weniger Strom!

Wenn Sie den Computer nicht nutzen, sollten Sie ihn wirklich ausschalten, am besten zusätzlich über die Steckerleiste (und bloß nicht wegen der Flatrate durchlaufen lassen – das bezahlen Sie sonst über die Stromrechnung ...). Wenn Sie eine Denkpause machen oder schnell etwas essen wollen, sollte der Computer (ebenso wie der Bildschirm) nach kurzer Zeit automatisch in den Stand-by-Modus schalten. Wozu haben wir diese intelligenten Wesen?

Beim Bildschirm sollten Sie einen Flachbildschirm wählen – der spart Platz in der Wohnung, ist strahlungsarm und braucht 70 Prozent weniger Strom als ein vergleichbarer Röhrenmonitor. Der Stromverbrauch liegt bei privater Nutzung (angenommen 3 Stunden täglich, drei Stunden Stand-by) je nach Bildschirmgröße bei Röhrenmonitoren bei 125 bis 160 kWh, bei Flachbildschirmen bei 30 bis 70 kWh). Im Büro (angenommene Nutzung 8 Stunden täglich, zwei Stunden Stand-by) liegt der jährliche Stromverbrauch etwa bei 375 kWh für Röhrenmonitore und bei 70 bis 170 kWh für Flachbildschirme).

Der Prima-Klima-Bildschirmschonertipp Lassen Sie den Bildschirmschoner einfach Schwarz, und hängen Sie Ihr Lieblings-Foto lieber an die Wand. Bunte und bewegte Bilder fressen mehr Strom.

Wenn Sie eher gelegentlich etwas ausdrucken, sollten Sie zu einem Tintenstrahldrucker greifen, nur wenn Sie sehr viel ausdrucken, ist ein Laserdrucker sinnvoll. Tintenstrahldrucker verbrauchen im Bereitschaftszustand meist zwischen 1 und 10 Watt, beim Drucken zwischen 10 und 80 W. Laserdrucker verbrauchen im Bereitschaftszustand zwischen 2 und 20 Watt (und mehr), beim Drucken 250 bis 400 W. Wenn Sie einen Tintenstrahldrucker nur bei Bedarf nutzen, kann der Jahresstromverbrauch unter 20 kWh liegen – wenn Sie ihn den ganzen Tag anlassen, können das auch 100 kWh und mehr sein!

Drucker mit dem Blauen Engel oder dem Label TCO'99 halten strenge Emissionsgrenzwerte ein.

Fernsehgeräte

Das Leben ist zur Flatrate geworden. Wenn man mal richtig Zeit hat, liest man die Gebrauchsanleitungen von den Geräten, die man sich neu zugelegt hat, zum Beispiel vom DVD-Rekorder. Oder man druckt einige digitale Fotos aus. Leider spinnt der Drucker und man muss noch schnell neue Druckerpatronen besorgen. Vorher aber noch zwei Telefonanrufe erledigen und dem Cousin eine SMS schicken, dass er besser doch nicht vorbeikommt, weil man sich heute einen neuen Plasmafernseher kaufen wolle.

Der Markt der Fernseh-Geräte ist unübersichtlich geworden. Selbst das Verkaufspersonal in Elektronik-Märkten hat Mühe, die Vor- und Nachteile der verschiedenen Technologien und Features zu erklären: Röhren, LCD- und Plasmafernseher, digitales Fernsehen (DVB), hochauflösendes Fernsehen (HDTV; HD-ready), digitale Empfangsgeräte, elektronische Programmzeitschriften, Doppelbildanzeige, verschiedene Soundsysteme, u.a.m. Vor lauter Techno-Hype haben es die Fernsehhersteller versäumt, sich auf eine Norm zur Ermittlung des Stromverbrauchs zu einigen und den Stromverbrauch gering zu halten. Klimaschutz spielt einfach keine Rolle.

Die alten Röhren-Fernseher sind die Dinosaurier der 1970er Jahre. Auf dem Eichenbüfett im deutschen Wohnzimmer stand unter dem Hirschbild ein Farbfernseher mit 70-cm-Diagonale und einer Leistungsaufnahme von etwa 70 W. In den 1990er Jahren wurde dann überraschend die 100 Hz-Technologie eingeführt (vorher erfolgte der Bildaufbau mit 50 Hz). Eigentlich waren alle Zuschauer mit der Bildqualität bis dato ganz zufrieden gewesen, bei der neuen 100-Hz-Technologie gab es hingegen unangenehme Schlieren bei schnell bewegten Bildern, bei der Sportschau zum Beispiel. Aber man akzeptierte die neue Technologie. Leider stieg damit die Leistungsaufnahme um etwa 20 W. Die modernen LCD-Fernseher und Plasmafernseher haben das noch einmal getoppt: Sie verfügen über diversen Schnickschnack wie elektronische Programmzeitschriften oder Doppelbildanzeige, vor allem sind sie viel größer und haben nun Leistungsaufnahmen von 200, 300 und 800 Watt. Dafür kann man die Flutkatastrophen jetzt ganz groß anschauen.

Früher hatte der Durchschnittshaushalt einen Fernseher für vier Personen. Heute verteilen sich statistisch vier Personen auf zwei Haushalte und haben drei Fernsehgeräte. Ein normales Fernsehgerät braucht je nach Größe und Nutzung etwa 100 bis 400 kWh pro Jahr (entspricht 66 bis 264 kg CO_2-Äquivalente). Ein sehr großer Fernseher verbraucht bei vier Stunden täglicher Nutzung jährlich bis zu 800 Kilowattstunden Strom (entspricht etwa 530 kg CO_2-Äquivalente) – also so viel wie acht A++-Kühlschränke, die 24 Stunden am Tag laufen. Der Fernseher hat damit die bisherigen Stromfresser – die Kühl- und Gefriergeräte oder die Wäschetrockner – längst hinter sich gelassen. Bevor Sie Ihr Heimkino installieren, das schon einige tausend Euro kostet und dann noch bis zu 800 kWh Strom bzw. jährlich 160 Euro Stromkosten frisst, sollten Sie überlegen, ob Sie nicht lieber Kinokarten verschenken.

Immer unter Strom Eigentlich haben neuere Geräte deutlich niedrigere (passive) Stand-by-Werte als die alten Geräte (zum Teil unter 1 W). »Eigentlich« deshalb, weil die neuen Geräte meist nicht nur das passive Stand-by haben (mit dem man schnell ins Programm kommt), sondern auch das aktive Stand-by, bei dem, von Ihnen unbemerkt – wie beim Computer –, Updates zum Beispiel bei der elektronischen Programmzeitschrift erfolgen. 30 W bedeuten bei 24 Stunden und 365 Tagen einen Jahresverbrauch von 260 kWh (entspricht 170 kg CO_2) und extra Stromkosten von etwa 50 Euro. Das Fernsehgerät sollten Sie nach der Nutzung deshalb besser abschalten. Manche Fernsehgeräte haben die Funktion »Auto-Power-Off« und schalten sich nach einer vorzugebenden Zeit automatisch vom Netz.

Prima-Klima-Stand-by-Tipp Die Stand-by-Funktion kann für Sie einen Komfort bedeuten, auf den Sie nicht verzichten mögen. Wenn sie wirklich gewollt ist, müssen Sie das auch nicht. Aber Sie können beim Kauf von neuen Geräten darauf achten, dass die Stand-by-Leistung unter 1 W liegt!

Waschmaschinen und Wäschetrockner

In den 70er Jahren kritisierten Umweltschützer den hohen Strom- und Wasserverbrauch von Waschmaschinen. Inzwischen wurden die Waschmaschinen verbessert und der Stromverbrauch auf etwa 1,5 bis 1,8 kWh im 90-Grad-Waschgang mehr als halbiert. Aber auch die Textilien und vor allem das Trage- und das Waschverhalten änderten sich – fast doppelt so viel Wäsche wie früher fällt an und die Wäschetrommel wird nicht richtig befüllt. Mit dem überraschenden Resultat, dass immer noch so viel Strom fürs Waschen verbraucht wird wie in den 1980er Jahren. Da kommt die Umwelt ins Schleudern.

Es wird einfach mehr Wäsche gewaschen als früher. Der jährliche Wäscheberg eines durchschnittlichen Haushalts stieg von 277 kg Wäsche in den 1960er Jahren auf 525 kg im Jahr. Es gibt ja die tollen arbeitssparenden Waschmaschinen und Wäschetrockner ...

Die Wäschetrommel wird nicht mehr voll befüllt – im Schnitt nur noch mit 3,2 von möglichen 5,0 kg. Die Haushalte sind kleiner geworden und die Lieblingsklamotten will man gleich wieder am nächsten Tag anziehen können. Durch die geringere Befüllung steigt der Stromverbrauch pro Kilo gewaschener Wäsche, durch die neuen Waschmaschinen mit 6-kg- oder gar 7-kg-Trommel wird dieser Trend noch verstärkt. Dabei haben die vielen Ein- und Zwei-Personen-Haushalte schon Schwierigkeiten, eine 5-kg-Trommel zu füllen. Waschmaschinen sollten deshalb auf jeden Fall eine Mengenautomatik haben, die den Strom- und Wasserverbrauch bei Teil-Befüllung wenigstens etwas reduziert.

Gut zu wissen Der Einspareffekt durch richtiges Waschen (Trommel voll und möglichst niedrige Waschtemperatur) liegt bei einem Zwei-Personen-Haushalt etwa bei 70 kWh/Jahr und 45 kg CO_2-Äquivalente. Da Sie dabei auch Wasser und Waschmittel sparen, ist der Geldgewinn mit rund 45 Euro überraschend groß.

Anders als die meisten Haushalte benötigt die Waschmaschine nicht nur Strom, sondern auch Wasser und Waschmittel. Da beide ebenfalls teuer sind, kann man mit richtigem Waschen ordentlich Geld sparen. Ein Zwei-Personen-Haushalt zahlt in 15 Jahren (so lange hält eine gute Maschine) rund 1 000 Euro für Strom- und Wasserverbrauch und Waschmittel – mehr als eine Waschmaschine kostet.

Waschmaschinen müssen nach der Energieeffizienzklassifizierung (A, B, C) gekennzeichnet sein (zum Beispiel AAB). Der erste Buchstabe gibt Auskunft über den Energieverbrauch, der zweite über die Waschwirkung (Sie sollten hier nur eine mit A nehmen) und der dritte Buchstabe über die Schleuderwirkung. Auf dem Markt sind fast nur noch Waschmaschinen mit der Energieeffizienzklasse A (Verbrauch 0,95 kWh beim 60-Grad-Waschgang) – andere sind wirklich out. Die Schleuderwirkung B bedeutet, dass die Waschmaschine eine Schleuderzahl von mindestens 1400 Umdrehungen hat. Das ist im Normalfall ausreichend. Es gibt auch Maschinen mit bis 1800 Umdrehungen. Davon sollten Sie sich nicht schwindlig machen lassen, die kosten einfach nur mehr Geld. Einen Überblick über gute Waschmaschinen finden Sie unter www.ecotopten.de.

Prima-Klima-Tipp Kaufen Sie auf keinen Fall Textilien, auf deren Etikett steht, dass sie getrennt gewaschen werden müssen oder gar nicht farbecht sind. Das bürdet Ihnen mehr Arbeit und alle Risiken auf und erhöht den Waschaufwand. Beschweren Sie sich gleich im Handelsgeschäft, dass die so einen Schrott verkaufen.

Wäschetrockner des alten Typs sind Stromfresser. Sie sollten auf keinen Fall einen Wäschetrockner mit Energieeffizienz-Klasse B oder gar C kaufen – den stellen Sie besser ins Museum. Wenn überhaupt dann doch bitte einen neuen High-Tech-Trockner: einen Wärmepumpen-Trockner oder einen Gastrockner (falls Sie Gasanschluss haben). Beide sind beim Kauf teurer, spielen die Mehrkosten aber durch geringeren Energieverbrauch wieder ein. Ein neuer Trockner der C-Klasse verbraucht bei einem Zwei-Personen-Haushalt pro Jahr etwa 300 kWh Strom (entspricht rund 200 kg CO_2-Äquivalente), ein A-Klasse-Trockner etwa 140 kWh (entspricht 92 kg CO_2-Äquivalente).

Eiskalt kalkulieren

Die Kühl- und Gefriergeräte sind die Schwerarbeiter unter den Haushaltsgeräten. Die Waschmaschine wird nur einige Male im Monat angestellt, das Fernsehgerät läuft nur ein paar Stunden am Tag – nur die Kühl- und Gefriergeräte müssen rund um die Uhr arbeiten und das auch noch 365 Tage im Jahr. Daher sind sie richtige Stromfresser, vor allem die alten Geräte: Ihr Anteil am Stromverbrauch eines Zwei-Personen-Haushalts lag früher zwischen 20 und 25 Prozent. Seit einigen Jahren gibt es viel bessere und effizientere Geräte, die in jeden professionellen Haushalt gehören. Und so einen haben Sie doch, oder?

Die Auswahl der »richtigen« Geräte oder Geräte-Kombination ist eine kleine Philosophie. Richtig ist, was für Sie richtig ist. Wenn Sie einen großen Garten haben mit viel Obst und Gemüse und Sie wochenends auf die Jagd gehen, brauchen Sie wahrscheinlich eine große Gefriertruhe. In Stadtwohnungen werden die großen Gefriertruhen meist dazu benutzt, die Tiefkühlkost zu lagern, die seit Jahren abgelaufen ist. Nur das Eis und die Pizza-Packungen gehen regelmäßig weg, aber dafür wäre schon eine Kühl-Gefrier-Kombination oder ein Kühlschrank mit einem großen Gefrierfach ausreichend.

Ansonsten gilt: Gefriergeräte verbrauchen mehr Energie als Kühlgeräte, Gefrierschränke mehr als Gefriertruhen. Der Stromverbrauch hängt von der Größe des Geräts, der Energieeffizienzklasse sowie der eingestellten Temperatur ab. Neue Geräte haben verschiedene Energie-Spar-Funktionen wie Abtau-Automatik, Warnsignal bei schlecht geschlossener Tür und anderes mehr. Amerikanische Kinkerlitzchen wie große Kühlschränke mit Eis-Cruncher oder eingebautem Fernseher sind schon komplett »out«, bevor sie je »in« waren. Lassen Sie's am besten gleich bleiben. Sonst kommt der Klimawandel, und Sie finden morgens einen Pinguin im Kühlschrank.

Ein Billigangebot lockt mit einem schicken Kühlschrank, Energieeffizienzklasse A. Kaufpreis: 309 Euro. Liest sich gut. Aber nur, bis die Kasse zum zweiten Mal klingelt. Da lesen wir nämlich, was uns dieser Kühlschrank am Ende seines Lebens durchschnittlich an Strom gekostet haben wird: 618 Euro. Kalt überläuft es uns, weil wir doch wissen, dass die Strompreise steigen werden. Gerade wollen wir aus dem Geschäft fliehen, da fällt der Blick auf einen gleich großen Kühlschrank daneben. Den hatten wir eigentlich nicht ins Auge gefasst, er war zwar als Öko-Kühlschrank mit A++ gekennzeichnet, aber mit 330 Euro eben doch 21 Euro teurer als unser Favorit. Und dafür gibt es schließlich schon eine Billiglesebrille beim Brillen-Discounter. Mit der ließe sich zumindest der Kassenzettel besser lesen. Für den A++-Kühlschrank stünde da nämlich: durchschnittliche Stromkosten bei heutigen Strompreisen über die gesamte Lebensdauer nur 352 Euro. Der teurere Kühlschrank wäre also ein echtes Schnäppchen – wir würden insgesamt 245 Euro sparen. Aber leider klingelt die Kasse nur einmal und bei uns klingelt es noch gar nicht.

Wahre Preise Energieverbrauchende Produkte tragen anteilig zur Luftverschmutzung, zu Gesundheitsschäden und zum Klimawandel mit allen beschrieben Folgen und Kosten bei. Bis auf Ausnahmen trägt die Gemeinschaft diese Folgen und »externen Kosten« – nicht der Verursacher oder Produktkäufer. Das Umweltbundesamt beziffert die externen Kosten durch die Umweltbelastung der Stromproduktion auf etwa 6 Cent/kWh Strom (die externen Kosten von AKW sind da noch gar nicht dabei).

> Wenn solche externen Kosten komplett auf die Produkte umgelegt werden würden, wären energieverbrauchsarme Produkte deutlich günstiger. Damit würden Anreize zur Entwicklung noch besserer Produkte und Technologien geschaffen und die Effizienzrevolution käme am Markt voran.

Produktstandards sollten sich – wie bei dem japanischen – Top-Runner-Prinzip an den marktbesten Geräten orientieren und spätestens nach vier Jahren für alle Geräte gelten. Der Standard der heutigen A++-Kühlschränke würde dann beispielsweise nach vier Jahren für alle neu verkauften Kühlschränke gelten. Warum auch nicht?

Bei Kühl- und Gefriergeräten ist die Auszeichnung der Energieeffizienzklasse vorgeschrieben. Während bei anderen Geräten, wie Wäschetrocknern oder Waschmaschinen, die Klasse A die Beste ist, ist das beim Kühlschrank längst überholt. Anstatt jedoch die Grenzwerte für die A-Klasse zu verschärfen, hat die EU-Kommission zwei zusätzliche Energieeffizienzklassen eingeführt: A+ und A++. Nach dem Motto: Warum einfach, wenn es auch kompliziert geht.

Der Stromverbrauch der A-Geräte kann je nach Gerätetyp 40 bis 50 Prozent (!) höher sein als bei A++-Geräten. Ein neues A-Gerät ist schon beim Kauf völlig veraltet. Lassen Sie sich keine Ladenhüter andrehen – auch wenn sie 200 bis 300 Euro billiger sind. Das können die A++-Geräte durch den deutlich niedrigeren Stromverbrauch locker aufholen. Haben Sie noch alte Geräte mit hohem Stromverbrauch, die vielleicht noch fünf Jahre halten, lohnt sich ein vorzeitiger Ersatz aus ökologischer Sicht auf jeden Fall. Bei den hohen Stromkosten kann dies auch ökonomisch sinnvoll sein. Wenn Sie zu Hause einen zehn Jahre alten Kühlschrank und eine ebenso alte Gefriertruhe haben, verbrauchen die wahrscheinlich um die 900 kWh pro Jahr. Wenn sie die Stromfresser vorzeitig (zum Beispiel fünf Jahre bevor sie kaputt gehen) durch neue A++-Geräte ersetzen, sparen sie in den Jahren allein 560 Euro an Stromkosten. Und der Umwelt ersparen Sie fast zwei Tonnen CO_2-Äquivalente.

Typische Verbrauchswerte von alten und neuen Kühlschränken/Gefriertruhen

Kombination Kühlschrank (120 l und 20 l Gefrierfach) sowie Gefriertruhe (250 l)	Alte Geräte (10 Jahre und mehr)	Neue Geräte (Klasse A++)
Stromverbrauch pro Jahr in kWh	ca. 900	ca. 340
CO_2-Äquivalente in 5 Jahren	2970 kg	1125 kg
Einsparung CO_2-Äquivalente	–	1845 kg
Einsparung Stromkosten in den nächsten fünf Jahren	–	560 €

Prima-Klima-Tipp: Raus mit dem Alten. Mehr als die Hälfte der Haushalte hat ein Gerät, das älter als zehn Jahre ist. Am besten messen Sie den Verbrauch mit dem Strom-Messgerät. Sie können auch die Betriebsdaten alter Kühlschränke unter www.co2online.de recherchieren. Der tatsächliche Verbrauch nach vielen Betriebsjahren liegt meist noch höher als in der Betriebsanleitung bzw. bei den damals fabrikneuen Geräten angegeben.

Herde und Wasserkocher

Der Herd ist die mystische Kochstelle des Urmenschen, und da lässt man sich nicht gern reinreden. Nur bei wenigen Produkten gibt es so große Preisunterschiede – vom einfachen Gasherd für 300 Euro bis zum Designer-Induktionsherd mit Ceran-Kochplatten für mehrere Tausend Euro. Merkwürdig nur, wenn darauf das Gammelfleisch bruzzelt und kein Geld mehr da ist für gute Lebensmittel.

Es gibt Herde mit und ohne Backöfen, mit getrennten Einbaubacköfen, verschiedenen »Erwärmungs«-Technologien (mit Gas oder klassisch-elektrisch, mit Infrarotstrahlung, mit Halogenstrahler und mit Induktion) und mit verschiedenen Oberflächen (die klassischen Kochfelder bzw. Kochplatten und die leichter zu reinigenden Kochzonen). Bei den Herden mit Backöfen können zudem verschiedene Technologien eingesetzt werden, zum Beispiel Gas-Kochplatten und Elektro-Backofen. Wer soll sich da noch auskennen?

In Deutschland haben etwa 80 Prozent der Haushalte einen Elektroherd und 20 Prozent einen Gasherd, obwohl mittlerweile die Hälfte der Haushalte einen Gas-Anschluss hat. Elektroherde mit Kochplatten verbrauchen etwa 400 kWh Strom pro Jahr (entspricht 264 kg CO_2-Äquivalenten). Der Stand-by-Verbrauch kann erheblich sein. Kochen und Backen mit Gas ist deutlich umweltfreundlicher als mit Strom und verursacht etwa 55 Prozent weniger Treibhausgase. Es kostet nur etwa halb so viel Geld und: Spitzenköche schwören schon aus Qualitätsgründen auf Gas! Beim Gas werden etwa 60 Prozent der Primärenergie zum Kochen genutzt, beim Elektroherd nur etwa 30 Prozent. Beim Elektroherd gibt es schon hohe Energieverluste bei der Strom-Produktion (ca. 60 Prozent) und dann noch einmal beim Kochen selbst (10 bis 40 Prozent des eingesetzten Stroms). Beim Gas sind die Verluste bei der Gas-Gewinnung kleiner (ca. 10 Prozent), die Umwandlungsverluste beim Kochen liegen bei 25 bis 40 Prozent.

Kochfelder mit Gasbrenner oder aus Glaskeramik (»Ceran-Kochfelder«) sind energiesparender als gusseiserne Kochplatten. Bei den Kochplatten muss jedes Mal die gesamte Masse der gusseisernen Kochplatte mit erhitzt werden. Bei den elektrischen Herden verbrauchen die Induktionskochzonen am wenigsten Strom. Sie haben weitere Vorteile (schnelles Ankochen, leichte Wärmeregulierung, geringe Gefahr des Anbrennens, große Sicherheit), aber auch Nachteile (sehr teuer, erfordern spezielles Kochgeschirr, beim Kochen entsteht elektromagnetische Strahlung).

Normierte Verbrauchswerte und entsprechende Energieeffizienzklassen gibt es nicht für Gasherde und nicht für Kochplatten und Kochzonen, sondern nur für Elektroherde und -backöfen. Bei der Energieeffizienzklasse A beträgt der Stromverbrauch im genormten Backgang bei Umluftbetrieb maximal 0,79 Kilowattstunden.

Das Öko-Institut hat für Verbraucher, die keinen Gasanschluss haben oder auf Elektro-Backöfen setzen, eine vergleichende Marktübersicht veröffentlicht (www.ecotopten.de). Einfacher vergleichen kann man einzelne Kochgänge, zum Beispiel das Erhitzen von 1,5 Liter Wasser auf 90 Grad. Hier liegen die Treibhausgas-Emissionen bei etwa 48 g (Elektroherd), 33 g (Induktionsherd) und 22 g (Gasherd). Der Energieverbrauch bei Herden und Backöfen ist außerdem stark vom individuellen Verbraucherverhalten abhängig. Das Vorheizen des Backofens kann 20 Prozent mehr Energie kosten ebenso wie ein gewölbter Topfboden, das Wasserkochen ohne Deckel 200 Prozent mehr.

Prima-Klima-Tipp Relativ häufig wird auf dem Herd einfach nur Wasser gekocht, zum Beispiel für Kaffee oder Tee. Hier geht vergleichsweise viel Energie verloren, weil die Herdplatte oder Kochzone mit aufgeheizt wird, weil im zu großen Topf auch noch zu viel Wasser eingefüllt oder das kochende Wasser nicht rechtzeitig abgeschaltet wird. Da bietet sich ein elektrischer Wasserkocher an (komfortabel mit Wasserstandsanzeige, Abschaltautomatik, kabellos). Denn der braucht für das Erhitzen von einem Liter Wasser etwa 0,1 kWh Strom, der Elektroherd hingegen zwei bis drei Mal so viel. Bei 2,5 Liter Wasser-Erhitzen am Tag spart man damit im Jahr etwa 135 kWh Strom (entspricht 89 kg CO_2-Äquivalente) und fast 30 Euro – so viel kostet etwa der Wasserkocher, der damit schon nach einem Jahr amortisiert ist.

Spülmaschinen

> *Über schmutzige Sachen spricht man ja nicht so gern, aber jetzt muss es einmal gesagt werden: Noch immer glauben viele, es sei günstiger von Hand zu spülen. Das stimmt schon längst nicht mehr: Eine moderne Maschine spült das Geschirr nicht nur bequemer, sondern in der Regel auch umweltfreundlicher und kostengünstiger. Beim Spülen von Hand wird in der Regel deutlich mehr (heißes) Wasser verbraucht als in der Spülmaschine.*

Etwa 60 Prozent der Haushalte haben eine Spülmaschine, vor allem um Zeit zu sparen und weniger Ärger zu haben (wer spült heute?). Jetzt streitet man halt darum, wer die Spülmaschine ausräumt oder wer einzelne Teile mal wieder nicht richtig eingeräumt hat ...

Man kann aber auch lange darüber streiten, ob die Spülmaschine wirklich weniger Wasser benötigt als das Spülen von Hand. Das hängt natürlich sehr von der konkreten Situation ab. Wenn man die Spülmaschine nie richtig befüllt, unnötigerweise immer den 70-Grad-Intensivgang wählt, die Töpfe separat von Hand spült (weil sie nicht reinpassen) ebenso das schöne alte Geschirr von Oma (weil es nicht spülmaschinenfest ist), dann sollte man besser gleich alles von Hand spülen. Und wer andererseits gern von Hand unter fließendem warmen Wasser vorspült, viele Teile einzeln behandelt und dann auch noch versucht, angekrustete Teile mit dem heißen Wasserstrahl wegzukriegen, sollte besser auf eine Spülmaschine umsteigen.

Die modernen Spülmaschinen verbrauchen etwa 1 kWh Strom im Standardspülgang und unterscheiden sich nur noch wenig im Verbrauch. Sie sollten auf jeden Fall eine Spülmaschine der Klassifizierung AAA (höchste Energieeffizienz, beste Reinigungs- und beste Trockenleistung) kaufen und in der Regel mit dem Energiesparprogramm bzw. bei 50 Grad spülen lassen.

Gut zu wissen Ein Zwei-Personen-Haushalt verbraucht bei 150 Spülgängen mit einer AAA-Maschine etwa 160 kWh, das entspricht rund 105 kg CO_2-Äquivalenten.

Man ist, was man isst

Gleich zu Beginn die gute Nachricht: Wenn Sie mehr Gemüse und Obst und weniger Fleisch essen und Biolebensmittel einkaufen, tun Sie allen nur Gutes: Sie essen lecker, bleiben schlank, geben für die Ernährung nicht mehr Geld aus als der Durchschnitt der Bevölkerung und reduzieren die CO_2-Emissionen im Lebensmittelbereich um 20 bis 25 Prozent.

Lebensmittel und Ernährung sind ein gutes Beispiel dafür, dass man nicht nur auf die (wirklich wichtigen) Klimaauswirkungen schauen sollte. Es gibt leider noch andere Probleme als den Klimawandel. Wir erinnern uns an BSE, an Pestizide in Lebensmittel, an Gammelfleisch, an Monokulturen, an Urwaldrodung für Tierfutter. Wir sehen im Fernsehen Bilder von den Hungernden in der Dritten Welt, um uns herum (und vielleicht auch im Spiegel?) hingegen viele dicke Erwachsene und immer mehr dicke Kinder.

37 Millionen Erwachsene (drei Viertel der erwachsenen Männer und mehr als die Hälfte der erwachsenen Frauen) und rund zwei Millionen Kinder und Jugendliche sind hierzulande übergewichtig oder sogar fettleibig (7,4 Millionen). 45 Prozent der Erwachsenen sind körperlich zu wenig aktiv, auch bei Kindern und Jugendlichen nimmt die »körperliche Fitness« ab. Die Kosten durch ernährungsbedingte Krankheiten liegen jährlich bei 70 Milliarden Euro bzw. bei 30 Prozent aller Gesundheitskosten. Auch die CO_2-Emissionen aus dem Ernährungsbereich wiegen schwer. Ein Durchschnittshaushalt verbrauchte im Jahr 2000 etwa 500 kg Nahrungsmittel – davon rund 27 Prozent Milch-Produkte, 21 Prozent Gemüse, 15 Prozent Obst, 11 Prozent Brot und Backwaren, 10 Prozent Fleisch und 10 Prozent Kartoffeln und Teigwaren. Bei der Her-

stellung und Verpackung der von einem Zwei-Personen-Haushalt konsumierten Lebensmittel werden etwa drei Tonnen CO_2-Äquivalente ausgestoßen.

> **Ernährungswende** In dem Projekt Ernährungswende unter Leitung des Öko-Instituts wurden die Ess-Gewohnheiten verschiedener Haushalts-Typen und ihre Klimarelevanz untersucht. Die meisten CO_2-Äquivalente-Emissionen verursachten die desinteressierten Fast-Fooder (jüngere Singles und Paare, überproportional Männer, viel Essen außer Haus, überproportional viel Fleisch). Um 20 bis 25 Prozent niedriger waren dagegen beispielsweise die CO_2-Äquivalente-Emissionen der ernährungsbewusst Anspruchsvollen (frische Lebensmittel, viel Obst und Gemüse, wenig Fleisch, viel Bio-Lebensmittel und insgesamt trotzdem durchschnittliche Ernährungsausgaben!), sowie der GewohnheitsköchInnen (eher ältere Personen, regelmäßiges Essen, wenige Convenience-Produkte – das sind vorgefertigte Lebensmittel wie beispielsweise Tiefkühl-Pizza oder fertige Tomatensauce –, wenig Essen außer Haus).
>
> Alle Empfehlungen für gesundes Essen, zum Schlankwerden oder Schlankbleiben unterstützen angenehmerweise auch den Klimaschutz: Weniger Fleisch, eher Geflügel als Rindfleisch, weniger fetthaltige (Milch-)Produkte, mehr Gemüse, mehr Obst und Ballaststoffe – das ist die doppelte Klima-Diät!

Ein hohes Treibhaus-Potential haben – jeweils bezogen auf ein Kilo Lebensmittel – Fleisch, besonders Rindfleisch (13,3 kg CO_2-Äquivalente/kg) – und fetthaltige aufkonzentrierte Milchprodukte wie Butter (23,7 kg CO_2-Äquivalente/kg), Sahne (7,6 kg

CO_2-Äquivalente/kg) oder Käse (8,5 kg CO_2-Äquivalente/kg). Das liegt am hohen Futtermittel-Bedarf von Kühen bzw. Rindern und an den Emissionen von Methan beim Wiederkäuen (das Treibhauspotential von Methan ist ja 23 Mal höher als das von Kohlendioxid). Obst und Gemüse (0,15 kg CO_2-Äquivalente/kg) und Kartoffeln (0,2 kg CO_2-Äquivalente/kg) haben ein erheblich geringeres Treibhauspotential.

Es gibt viele gute Gründe, Bio-Lebensmittel zu kaufen. Sie werden umweltschonend und ohne Gentechnik, ohne den Einsatz von Pestiziden oder synthetischen Düngemitteln angebaut, und sie stammen aus artgerechter Tierhaltung. Bio-Lebensmittel tragen zum Erhalt einer kleinbäuerlichen Landwirtschaft und zum Landschaftsschutz bei, sie schmecken besser und sind gesünder. Und sie sind auch noch klimaschonender.

Klimabilanz: Lebensmittel aus konventioneller und ökologischer Landwirtschaft

	CO_2-Äquivalente in g/kg	
	konventionell	ökologisch
Geflügel	3491	3033
Geflügel-TK	4519	4061
Rind	13303	11371
Rind-TK	14331	12398
Schwein	3247	3038
Schwein-TK	4275	4064
Gemüse frisch	150	127
Gemüse Konserven	509	477
Gemüse-TK	412	375
Kartoffeln frisch	197	136
Kartoffeln trocken	3768	3346
Pommes frites-TK	5714	5555

	CO_2-Äquivalente in g/kg	
	konventionell	ökologisch
Tomaten frisch	327	226
Brötchen, Weißbrot	655	547
Brot-misch	763	648
Feinbackwaren	931	831
Teigwaren	914	766
Butter	23 781	22 085
Joghurt	1 228	1 156
Käse	8 502	7 943
Milch	938	881
Quark, Frischkäse	1 925	1 801
Sahne	7 622	7 098
Eier	1 928	1 539

Quelle: Öko-Institut e.V.

Die CO_2-Äquivalente-Emissionen von Lebensmitteln aus Bio-Anbau sind um etwa 10 bis 20 Prozent geringer als die der konventionellen Lebensmittel. Innerhalb der Bio-Lebensmittel gilt die gleiche Stufung wie bei den konventionellen Lebensmitteln – Bio-Fleisch oder Bio-Butter verursachen deutlich mehr CO_2-Äquivalente-Emissionen als Bio-Gemüse und noch mehr als konventionelles Gemüse. Aus Klimasicht ist die Art des Lebensmittels (Fleisch oder Gemüse) viel entscheidender als der Unterschied zwischen der Art des Anbaus (konventionell oder Öko).

Besonders schlecht fällt die Klimabilanz aus, wenn Lebensmittel mit dem Flugzeug transportiert werden – zum Beispiel leicht verderbliche Lebensmittel wie Erdbeeren oder frischer Fisch. Darauf sollte man möglichst verzichten. Die eingeflogenen Erdbeeren schmecken meistens sowieso nicht. Genießer warten auf die Erdbeersaison im Lande.

Auf Bio-Lebensmittel, die mit dem Flugzeug transportiert werden, sollte man am besten ganz verzichten. Ansonsten ist der CO_2-Anteil beim Ferntransport von Lebensmitteln generell mit etwa 3 Prozent verhältnismäßig gering. Die meisten Übersee-Transporte (zum Beispiel Bananen, Kaffee, Wein oder Orangensaft-Konzentrat) finden überwiegend per Schiff mit wenig Energieaufwand und die Inland-Transporte meist mit gut ausgelasteten großen Lastwagen statt. Trotzdem sollten Sie eher regionale Produkte bevorzugen – sofern diese klimaschonend hergestellt werden. Der Verkehrslärm durch schwere Lastwagen, der zunehmende Flächenverbrauch durch den Güterverkehr und lokale Luftverschmutzung sprechen eindeutig gegen Ferntransporte.

Die Treibhausgas-Emissionen für alle Lebensmitteltransporte liegen pro Zwei-Personen-Haushalt in einer Größenordnung von 60 kg/Jahr. Zum Vergleich: der Zwei-Personen-Haushalt fährt statistisch über 1000 Kilometer mit dem Auto zum Einkaufen (Lebensmittel, Textilien etc.) und emittiert dabei über 200 kg CO_2. Der inzwischen beliebt gewordene authentische Einkauf im Bauernladen kann absurd werden, wenn man dafür jedes Mal das Auto nimmt. Eine Strecke von zwei Kilometern kann wegen der hohen Emissionen bei Kurzstreckenfahrten mit ca. 2 kg CO_2 zu Buche schlagen. Da ist das Fahrrad angesagt!

Die Stulle der Postmoderne Der Ort des modernen Menschen ist im Unterwegs und deswegen isst er auch unterwegs – die schnelle Pizza, den Döner, einen Hamburger, das belegte Brötchen, Schokolade, Energieriegel oder den Obstsalat im Plastikbecher. Gegessen wird auch im Speisewagen, in der Kantine, im Restaurant, in der

Schule oder im Ganztags-Kindergarten. Mengenmäßig werden um die 10 Prozent der Lebensmittel außer Haus gegessen, die Treibhausgas-Emissionen aus Lebensmittel-Produktion und Zubereitung liegen dabei um etwa 20 Prozent höher als zuhause.

Aber auch in der eigenen Küche greift man gern zu Vorgefertigtem, die Ernährungswissenschaftler sprechen von »Convenience-Produkten« – das können vorgebackene Pfannkuchen oder das Tiefkühl-Nasigoreng, Brötchen und Torten sein. In der Energiebilanz sind sie nicht unbedingt schlechter. Das selbst gebackene Brot schmeckt zwar besser, ist aber energieaufwändiger als das aus einer Bäckerei.

Besonders viel Energie schlucken allerdings die Tiefkühl-Produkte, ob konventionell oder Bio, vor allem durch die Kühlkette (von der Herstellung über den Transport bis zur Kühltheke und meist auch bis zum Gefriergerät oder Gefrierfach zu Hause). Soweit möglich sollte man auf Tiefkühlkost verzichten oder zumindest nicht extra ein Gefriergerät zu Hause aufstellen – das verbraucht viel Strom, kostet viel und der »Jahresumschlag« von tiefgekühlten Lebensmitteln ist in vielen Haushalten eher gering.

Seit einigen Jahren gibt es Bio-Lebensmittel und zum Teil auch Fair-Produkte im Supermarkt. Das macht das Einkaufen von Bio-Lebensmitteln leichter (vergessen Sie aber nicht die Pioniere im ersten Bioladen am Ort!). Fair gehandelte Lebensmittel gibt es vor allem bei Trockenprodukten wie etwa Tee, Kaffee, Reis oder Schokolade, bei Obst und Gemüse aus Übersee (zum Beispiel Bananen oder Avocados) und bei Orangensaft und Wein.

Das Öko-Institut hat im Rahmen seiner EcoTopTen-Initiative eine Übersicht zum Bio & Fair-Sortiment im Lebensmitteleinzelhandel erstellt, in der aufgelistet wird, welche Unternehmen Bio & FairProdukte in allen, in vielen oder nur in einzelnen Produktgruppen anbieten. Wenn schon Supermarkt, dann nur mit Bio- und Fair-Produkten!

Klima-Knigge klimaschädlich?

Wenn einmal wieder eine dieser weitgehend ergebnislosen internationalen Verhandlungen zum Klimaschutz mit Hunderten von Delegierten aus aller Welt endlich zu Ende geht, wird gern gescherzt, dass schon die Flugreisen der Teilnehmer zu den Verhandlungen mehr Treibhausgas-Emissionen verursachten als durch die Beschlüsse verhindert wurden. Auch bei dem »Klima-Knigge« ist die Frage durchaus berechtigt, ob nicht durch die Herstellung dieses Buches mehr CO_2-Emissionen ausgestoßen als nach dem Lesen eingespart werden. Ich setze da natürlich voll auf Sie, die Leser...

In Deutschland werden jährlich ungefähr 400 Millionen Bücher mit einem Papiergewicht von etwa 340 000 Tonnen produziert. Hierfür werden ca. 2,5 Millionen ausgewachsener Bäume gefällt, erst zu Zellstoff und dann zu Papier weiterverarbeitet. Papier sieht nicht mehr aus wie ein Baum, aber es wird in mehreren Stufen aus lauter Holzschnipseln von Fichten, Tannen, Lärchen oder Kiefern, aber auch von Birken oder Eukalyptusbäumen hergestellt. Knapp 230 Kilogramm Papier verbraucht der Bundesbürger pro Jahr. PCs haben den wachsenden Papierverbrauch nicht gestoppt, im Gegenteil: Wir drucken heute mehr als früher aus. Der Traum vom papierlosen Büro, bei dem Dokumente nur noch von einem virtuellen Ordner in den nächsten verschoben werden, hat sich nicht erfüllt.

Aber zumindest wächst der Anteil von Altpapier als Rohstoff für die Papiererzeugung und macht inzwischen schon mehr als 60 Prozent aus. Die Techniken sind so weit fortgeschritten, dass fast kein Unterschied mehr zu »neuem Papier« erkennbar ist. Bei der Produktion von Buchdruckpapieren wird – anders als bei Verpackungen oder Zeitungen – hauptsächlich »frischer« Zellstoff und wenig Altpapier als Sekundärrohstoff eingesetzt.

Das Öko-Institut hat vor einigen Jahren am Beispiel verschiedener Buchtypen (Hardcover, Taschenbuch, Bildband) die Möglichkeiten einer ökologischen Herstellung untersucht. Kennzeichnend für die Buchproduktion sind der hohe Holz- und Energie- und Wassereinsatz, die Wasserbelastung bei der Zellstoffproduktion (generell durch den Holzaufschluss und durch die Chlorbleiche), sowie der Druckfarben und Lösemitteleinsatz beim Offset-Druck.

Wer klimaschonender vorgehen will, hat als Zellstoffproduzent, als Verlag oder als Druckerei, verschiedene Handlungsmöglichkeiten:
- die Verwendung von Holz aus nachhaltigem Anbau
- die Herstellung bzw. den Einsatz von TCF-Zellstoff (absolut chlorfrei gebleicht)
- einen möglichst hohen Einsatz von Altpapier für die Papierproduktion bzw. die Verwendung von Recyclingpapieren
- den Wechsel des Druckverfahrens vom Nassoffsetdruck zu modernen wasserlosen Verfahren.

Für den Klima-Knigge wurde Papier mit der Zertifizierung »Forest Stewartship Council« (FSC) genutzt. Der FSC, ein Zusammenschluss internationaler Umweltverbände und anderer gesellschaftlicher Gruppen, versucht, den Lebenslauf eines Baumes von Anfang bis Ende, vom Ursprung bis zum Endprodukt lückenlos zu verfolgen und von unabhängigen Gutachtern beurteilen zu lassen. Das Zertifikat wurde 1992 nach der großen Umweltkonferenz von Rio de Janeiro eingeführt, um eine nachhaltige Waldbewirtschaftung zu fördern und hat sich als der verlässlichste und beste Ausweis erwiesen. Soweit zur Produktion des Klima-Knigge.

Aber wie steht es mit anderen Umweltschutzmöglichkeiten rund um das Buch? Womöglich ist das einzelne Buch gar nicht so relevant und man sieht den Wald vor lauter Bäumen nicht. Ist die Autofahrt zum Buchladen nicht viel klimarelevanter als die Buchproduktion?

Verschlingt nicht das Heizen des Bibliothekszimmers noch mehr Energie?

Schon die Autofahrt in die Buchhandlung kann die Buchherstellung klima- und umweltmäßig in den Schatten stellen: Bereits bei einer Entfernung von 2,5 Kilometern wird in Form von Benzin so viel Energie verbraucht wie für die Herstellung eines durchschnittlichen Buchs. Man fährt also am besten mit dem Fahrrad in die Buchhandlung oder geht zu Fuß. Beim Zurückschlendern kann man im Café gleich mit dem Lesen beginnen. Ist doch auch viel schöner, als mit dem Auto im Stau zu stehen.

Bücher wollen gelagert sein. Hierfür benutzt der Bibliophile erstens Holzregale (was auf jeden Fall zu empfehlen ist, auch wenn hierfür Bäume geschlagen werden müssen, denn die Regale halten ja lange) und zweitens Wohnraum, der in der Regel auch noch beheizt wird. In Deutschland nimmt der Wohnraum pro Person seit Jahren zu und das bedeutet auch zunehmende Flächenversiegelung, zunehmenden Ressourcenverbrauch für den Bau noch größerer Häuser und vor allem zunehmenden Heizenergieverbrauch.

Da sich aber im bundesrepublikanischen Durchschnittshaushalt nur 86 Bücher befinden, geht von Büchern – zumindest statistisch – keine Gefahr wachsenden Wohnraumbedarfs aus. Allerdings weiß man aus alltagspraktischer Beobachtung, dass sich dieser statistische Durchschnitt sehr unterschiedlich verteilt: Haben die einen 1000, 2000 oder 4000 Bücher, so steht in anderen Haushalten nur das Telefonbuch. Was Letztere anbetrifft, setze ich darauf, dass der Klima-Knigge den Trend zum Zweitbuch einleitet.

Während das Telefonbuch und der Klima-Knigge ohne zusätzlichen Raumbedarf unterzubringen sind, benötigt man für 1000 bis 2000 Bücher etwa 25 bis 50 laufende Regalmeter und damit oft auch mehr Wohnraum. Besonders lesefreudige Singles haben das Bibliothekszimmer wiederentdeckt – an allen Wänden Regale, davor ein großer, bequemer Sessel und ein kleiner Tisch. Für das Weinglas. Einige Jahre später erweist sich die hübsche kleine Bibliothek bereits wieder als zu klein und schon mietet der Single beim nächsten Umzug eine größere Wohnung an. Wohin denn sonst mit den vielen Büchern? Ein Extra-Zimmer mit angenommenen 15 Quadratmeter Wohnraum mehr erfordert in den nächsten 50 Jahren bei durchschnittlichem Energiestandard heutiger Häuser aber einen zusätzlichen Heizenergiesatz von etwa 13 000 Litern Heizöl und führt zu Emissionen von etwa 48 500 kg CO_2-Äquivalenten.

Nun liegt es mir fern, gegen das Lesen zu plädieren – als Autor dieses Buches würde ich mir damit ja selbst ins Knie schießen. Und meine Verlegerin würde vermutlich nie wieder ein Wort mit mir wechseln. Aber, Hand aus Herz: Wie viele von diesen Tausenden von Büchern sind wirklich gelesen worden? Der symbolische Nutzen von Büchern liegt meistens in der häuslichen Zurschaustellung von dickleibigen Bänden, die schmücken oder dem Zeitgeist entsprechen mögen, aber in der Regel nicht gelesen werden. Einschlägige mir bekannte Beispiele aus früheren Jahren sind der Umweltschinken »Global 2000« oder »Das Kapital« von Karl Marx. Auch ich bin – nachweislich der Unterstreichungen – hier nur bis Seite 47 gekommen, dann musste ich mir erst einmal ein zweites, wenngleich dünneres Buch mit dem Titel »Wie lese ich das Kapital?« kaufen. Unglückseligerweise passte das, wie schon einige Hundert seiner Vorgänger, nicht mehr ins Regal, sondern wanderte auf einen der diversen Stapel, die auf Stühlen oder dem Fußboden gelagert wurden. Eine größere Wohnung wäre fällig gewesen, um mehr Platz für Bücher zu haben. Das aber erschien mir dann doch als überzogen – als würde man Butter mit der Kreissäge schneiden wollen. Seufzend entschied ich mich für eine andere Strategie: Ich nahm Abschied von etlichen meiner Wegbegleiter früherer Jahre. Wer Bücher liebt, dem fällt das nicht leicht. Mit jedem Exemplar zerstob ein Stück Hoffnung, dieses Buch irgendwann doch noch lesen zu können. Die aussortierten Exemplare trug ich in eine gemeinnützige Bibliothek.

Der Anteil nicht gelesener Bücher in bundesdeutschen Haushalten ist nicht zu unterschätzen, wie man bei bei Bekannten und Freunden schnell feststellen kann. Die unbelesenen oder besser: nichtlesenden Umweltsünder sind leicht mit der so genannten Nagelprobe zu enttarnen: Beim Besuch nimmt man beiläufig ein Buch in die Hand, hält es mit dem Buchrücken nach unten, drückt mit dem Daumennagel ein paar Blätter zur Seite und lässt los. Wenn sich das Buch mit einem lauten Knall schließt, ist es ungelesen.

Das soll diesem Buch nicht passieren. Also bitte, lesen Sie den Klima-Knigge! In der Zeit können Sie auch nicht Auto fahren.

Die Energiewende

Gelähmt sitzen wir da wie das Kaninchen vor der Schlange. Starr vor Schreck lesen wir die Prognose der Internationalen Energieagentur, dass der weltweite Energieverbrauch bis zum Jahr 2050 um mehr als 50 Prozent steigen wird, während die Klimaschützer fordern, dass der Ausstoß von Treibhausgasen bis 2050 um mindestens 50 Prozent verringert werden muss. Das geht doch gar nicht, denken wir. Aber es geht – das Jahr 2007 markiert die Zeitenwende zum wirklichen Klimaschutz und den Beginn der industriellen Revolution zu Effizienz und Erneuerbaren Energien.

Stellen Sie sich vor, dass Sie überraschend von einem Onkel eine kleine Lebensmittel-Firma geerbt haben. Sie besichtigen das Unternehmen und sind doch etwas geschockt. Die Firma braucht jährlich 100 Tonnen Mineralöl. Der Strom wird von einem Kohlekraftwerk ohne Abwärmenutzung bezogen; die großen Verwaltungsräume sind nicht isoliert; trotz hohem Warmwasserbedarf gibt es nicht einmal Sonnenkollektoren; die alten Maschinen müssen demnächst ersetzt werden und verbrauchen noch doppelt so viel Energie wie ihre modernen Verwandten; der Geschäftsführer und die Vertreter fahren neue Autos mit hohem Spritverbrauch.

Noch in der Fabrikhalle überschlagen Sie die Verhältnisse: 100 Tonnen Mineralöl, durch schlechte Wirkungsgrade bei der Produktion von Strom und beim Betrieb der alten Heizungsanlage gehen etwa 36 Tonnen Mineralöl verloren und für die Maschinen braucht man – umgerechnet – noch 64 Tonnen Mineralöl-Einheiten Endenergie – mit neuen wäre es nur die Hälfte, nämlich ein Bedarf von 32 Tonnen. Die Alternative ist schnell skizziert, braucht aber einige Zeit für die Umsetzung, was Sie nicht davon abhält, die notwendigen Maßnahmen einzuleiten. Neue Maschinen werden angeschafft mit einem Endenergiebedarf von 32 Tonnen, das Verwaltungsgebäude wird wärmegedämmt, durch ein kleines Gas-Blockheizkraftwerk mit hohem Wirkungsgrad wird sowohl Strom wie Wärme produziert. Die Beleuchtung wird komplett auf Energiesparlampen umgestellt, der Fuhrpark reduziert und auf Niedrigverbrauchsautos umgestellt, Fernflüge werden zum Teil durch Videokonferenzen ersetzt. Die Firma hat jetzt nur noch einen Primärenergiebedarf von 40 Tonnen Mineralöl-Einheiten und kann daraus bei einem Wirkungsgrad von etwa 80 Prozent die notwendige Endenergie für die Maschinen (32 Tonnen Mineralöl-Äquivalente) erzeugen. Die Energieverluste sind also schon mal viel geringer.

Natürlich werden Sie im Laufe der Jahre auch noch große Sonnenkollektoren auf dem Dach und später eine Biogas-Anlage im Hof installieren, die mit den Abfällen aus der Lebensmittel-Produktion betrieben wird. Damit können Sie etwa 25 Tonnen Mineralöl-Äquivalente ersetzen. Jetzt brauchen Sie nur noch 15 Tonnen Mineralöl-Äquivalente in Form von Gas einkaufen. Nicht schlecht, wird man Sie loben, mehr als die Hälfte Energie gespart und die fossilen Energien von 100 auf 15 Tonnen reduziert. Die erneuerbaren Energieträger hätten beim ursprünglich viel höheren Energieverbrauch nur einen Anteil von 25 Prozent gehabt. Aber weil der Energieverbrauch durch die Effizienzmaßnahmen auf 40 Tonnen Mineralöl-Äquivalente reduziert wurde, beträgt ihr Anteil am jetzt geringeren Energieverbrauch 62,5 Prozent.

Und, werden Sie fragen, was hat das mit Deutschland von heute und dem Jahr 2050 zu tun hat? Ziemlich viel. Denn die deutsche Energie- und Volkswirtschaft basiert derzeit immer noch auf einem miserablen Wirkungsgrad und weist – wie beim fiktiven Beispiel der Lebensmittel-Unternehmens – einen Energieverlust von tatsächlich 36 Prozent bei der Umwandlung in Endenergie (hauptsächlich durch große Kohlekraftwerke ohne Abwärmenutzung) auf. Der Energiestandard des Gebäudebestands ist miserabel, der durchschnittliche Treibstoffverbrauch des Pkw-Bestands und der Stromverbrauch der Haushalte könnten mindestens 50 Prozent geringer sein.

Zumindest bis in die 1980er Jahre hinein beschränkte sich die staatliche und privatwirtschaftliche Energieplanung darauf, die Prognosen für weiteres Wirtschaftswachstum in Energiebedarf zu übersetzen und diesen durch die Förderung von mehr Öl, Kohle und Gas und neue Atomkraftwerke zu decken. Die Zäsur kam mit der ersten Ölkrise im Jahr 1972, die begleitet war von warnenden Stimmen zu den »Grenzen des Wachstums«. Inzwischen wissen wir, dass nicht nur Ressourcen wie das Öl knapp sind, sondern auch die Aufnahmekapazität der Ökosysteme für Schadstoffe aller Art. Es wird uns gar nichts anderes übrig bleiben – wir werden unsere Energieversorgung durch andere Quellen sichern müssen.

Und da treffen wir eine alte Bekannte wieder: die Atomenergie, die von der einschlägigen Lobby in dieser Situation gern als klimafreundliche Lösung ins Spiel gebracht wird. Dagegen aber sprechen viele Gründe. Der wichtigste Einwand: Die Atomenergie ist nach wie vor eine Hochrisikotechnologie – wie die Katastrophen in Tschernobyl, Beinahe-Katastrophen wie im amerikanischen Harrisburg oder der noch glimpflich abgelaufene Totalausfall 2006 im schwedischen Atomkraftwerk Forsmark zeigen. (Nebenbei bemerkt: Atomkraftwerke sind bis auf einen bescheidenen Deckungsbeitrag nicht versichert, weil die Versicherungsbeiträge so hoch wären, dass der Atomstrom unbezahlbar teuer wäre.) Aber es gibt noch mehr Gründe: Atomkraftwerke stellen bei terroristischen Angriffen und im Kriegsfall ein extrem hohes Sicherheitsrisiko dar; ihre Nutzung zur Produktion von Strom lässt sich über die Brennstoffkette nicht von der potentiellen Nutzung zum Bau von Atombomben trennen – wie die aktuelle Diskussion um das iranische Atomprogramm zeigt. Und nach mehr als vierzig Jahren Atomenergienutzung gibt es immer noch kein Endlager.

Die Atomenergie leistet mit mageren 2 Prozent der nutzbaren Primärenergie nur einen höchst bescheidenen Beitrag zur Deckung des Weltenergiebedarfs. Und selbst ihr Anteil an der weltweiten Stromerzeugung ist mit 16 Prozent noch geringer als der der Wasserkraft. Da Atomkraftwerke nur Strom liefern, können sie zum eigentlichen Hauptbedarf an Wärmeenergie ohnehin nichts beitragen.

Derzeit sind rund 440 Atomkraftwerke in Betrieb. Um ihren Beitrag substantiell zu erhöhen, zum Beispiel zu verdreifachen, müssten 1320 Atomkraftwerke neu gebaut werden. Schon die heutigen Uranreserven reichen nur noch 50 bis 70 Jahre und wären bei einem solchen Atomenergieausbau nach 20 bis 30 Jahren erschöpft. Eine Wiederaufbereitung abgebrannter Kernbrennstoffe wie etwa in der französischen Wiederaufbereitungsanlage La Hague ist prinzipiell möglich, aber noch wesentlich riskanter als der Betrieb von AKW.

Ein Blick auf die Weltkarte zeigt eine Vielzahl von politisch instabilen Ländern, von Krisenregionen und von Erdbebenregionen wie in Japan – wo sollten denn 1320 AKW gebaut werden? In Afghanistan? Im Nahen Osten? Im Sudan? Wieder in der Ukraine? Oder einfach 100 in Deutschland, 100 in Frankreich, 50 in der Schweiz, 50 in den Niederlanden, 50 in Dänemark, 100 in Polen etc. ...?

Wollen wir denn den Teufel mit dem Beelzebub austreiben?

Wir haben andere Energieträger, die wir nutzen können: Sonne und Wind, Wasser und Biomasse sind sicher, umweltfreundlich, klimaschonend und stehen kostenlos zur Verfügung. Mit der gleichzeitigen Nutzung von mehreren regenerativen Energieträgern kann man auch das zeitlich unterschiedliche Angebot verstetigen. Wind weht auch nachts und ist im Winter stärker, im Sommer hingegen schwächer, die Sonne gerade umgekehrt. Mit der 24-Stunden-Wetter-Prognose kann die Windkraft ca. 95 Prozent genau vorhergesagt werden, ist also gut planbar. Wasserkraft steht mit leichteren Schwankungen sowieso ganzjährig zur Verfügung und eignet sich mit Pumpspeicher-Kraftwerken gut zum zeitlichen Ausgleich. Dies gilt erst recht für Biogas oder flüssige Biotreibstoffe, die in Gas- und Öltanks zwischengelagert werden können.

Das langfristige Ziel einer weitgehenden Stromversorgung auf Basis erneuerbarer Energie ist allerdings nur mit einem leistungsfähigen transeuropäischen Stromnetz möglich, vielleicht sogar ergänzt um eine Energiepartnerschaft mit Nordafrika zur weiteren Einbindung von Solarstrom.

Mehr noch als durch den Einsatz regenerativer Energiequellen lässt sich bewirken, indem wir lernen, Energie intelligenter, das heißt effizienter, einzusetzen. 1980 forderte das Öko-Institut eine Doppelstrategie zur Energiewende: Energieeinsparung durch Effizienzsteigerung und langfristig die Deckung des verbleibenden, deutlich geringeren Energiebedarfs ausschließlich durch regenerative Energieträger. Heute ist die Energiewende weitgehend als politisches Programm akzeptiert.

In den meisten Industriestaaten ist es schon gelungen, den Energieverbrauch wenigstens teilweise vom Wirtschaftswachstum abzukoppeln und den regenerativen Energieträgern eine immer größere Rolle bei der Energieversorgung einzuräumen. Mit der industriellen Revolution zu Effizienz und Erneuerbaren Energien wird die Energieversorgung sicher und klimafreundlich. Hohe Effizienzpotenziale liegen in den Bereichen Kraftwerke, Gebäude, Verkehr, verarbeitende Industrie und Haushaltsgeräte. Zwei Beispiele:

- Die EU-Kommission beziffert das Einsparpotenzial beim Primärenergieverbrauch der Länder der Europäischen Union allein durch sich selbst amortisierende Maßnahmen bis 2020 auf 20 Prozent. Dadurch könnten die Energiekosten in der EU um bis zu 100 Milliarden Euro pro Jahr verringert werden (bei einem angenommenen Erdölpreis von 48 US-$ pro Barrel).
- Verbraucher können den Energieverbrauch schon mit den heutigen marktbesten Produkten um etwa 40 Prozent ohne Mehrkosten reduzieren.

Auf der Agenda Die Bundesregierung hat in ihrer Klimaagenda 2020 für Deutschland eine 40prozentige Reduktion der Treibhausgas-Emissionen angekündigt (270 Millionen Jahrestonnen CO_{2e}) – etwa 70 Prozent davon durch Effizienzmaßnahmen und etwa 30 Prozent durch erneuerbare Energieträger.

Aber noch sind wir von diesen Zielen weit entfernt. Allein die Energiewirtschaft hat 41,1 Prozent der deutschen CO_2-Emissionen zu verantworten. Die Stromproduktion erfolgt nach wie vor hauptsächlich in Großkraftwerken ohne jegliche Nutzung der Abwärme. Der durchschnittliche Wirkungsgrad bei der Stromerzeugung liegt unter 40 Prozent. Wenn man den Eigen-Stromverbrauch der Kraftwerke und die Leitungsverluste bis zu den Haushalten mitrechnet, kommt nur ein Drittel der eingesetzten Energie als Endenergie bzw. Strom an der

Steckdose an. Effizient kann man das wirklich nicht nennen. Und besonders die in Deutschland geförderten Braunkohlekraftwerke sind unter Klimagesichtspunkten echte Emissionsschleudern. Aber trotzdem liegen Anträge zum Neubau bzw. zur Erweiterung von Braunkohlekraftwerken vor. Da kann man nur schwarz sehen ...

Klimasünder Kohle

> *Braunkohle setzt bei der Verbrennung dreimal so viel Kohlendioxid frei wie Erdgas, aber sie hat für die Betreiber große Vorteile – sie ist leicht abzubauen und billig. Bis 2012 werden in Deutschland drei neue Braunkohlekraftwerke ans Netz gehen, bis 2020 sind viele weitere Kohlekraftwerke geplant – eine große Hypothek, denn die Kraftwerke halten rund fünfzig Jahre und das Reduktionsziel von 80 Prozent der CO_2-Emissionen bis 2050 rückt damit in weite Ferne.*

Die meisten klimaschädlichen Kraftwerke Europas stehen in Deutschland. Sechs der zehn schlechtesten Kraftwerke sind deutsche Braunkohlekraftwerke. Das RWE-Braunkohlekraftwerk Niederaußem in Nordrhein-Westfalen beispielsweise stößt jährlich 27,4 Millionen Tonnen CO_2 aus. Das neue RWE-Braunkohlekraftwerk Neurath wird nach Zubau rund 30 Millionen Tonnen CO_2 emittieren – so viel wie ganz Norwegen ausstößt.

Wenn Kohlekraftwerke als Klimasünder in der Kritik stehen, taucht neuerdings das Zauberwort »Sequestrierung« oder »CCS« auf (Carbon Capture and Storage), im Klartext: die Abtrennung von Kohlendioxid und Lagerung. Klingt einleuchtend – warum packt man nicht das ganze Kohlendioxid ein und deponiert es irgendwo, wo es keinen Schaden anrichtet?

Die Kosten für die Stromerzeugung durch CCS würden sich bei neuen Kraftwerken um 30 bis 60 Prozent erhöhen, bei der Nachrüstung von alten Kraftwerken bis auf das Dreifache steigen. Da aber weltweit viele Länder weiter auf Kohle setzen und Kohlekraftwerke rund fünfzig Jahre laufen, könnte CCS zumindest eine vorübergehende Notlösung sein.

Die große Gefahr ist allerdings, dass mit dem Verweis auf CCS munter weiter Kohlekraftwerke gebaut werden, ohne dass es später auch wirklich eingesetzt wird. Um dem einen Riegel vorzuschieben, sollten neue Kraftwerke nur noch mit (späterem Einbau von) CCS geplant und genehmigt werden.

> **Kohlendioxid deponieren?** Im Prinzip geht das – auf der norwegischen Gasplattform Sleipner wird CCS (Carbon Capture and Storage), also die Abtrennung von Kohlendioxid und seine Deponierung, praktiziert, allerdings unter extrem günstigen Bedingungen. Auf Sleipner wird Erdgas gefördert, in dem ohnehin viel Kohlendioxid gebunden ist, das mit technischen Verfahren abgetrennt wird. Weil es in Norwegen eine CO_2-Steuer gibt, pumpt man das Kohlendioxid in eine geeignete Lagerstätte unterhalb des Meeresbodens, wo es – hoffentlich! – Tausende von Jahren bleibt und – hoffentlich! – keinen Schaden anrichtet.
>
> Bei Sleipner, unter den dortigen speziellen Bedingungen, ist die Abtrennung von CO_2 extrem günstig, Kohlendioxid aus Kraftwerksabgasen abzutrennen ist leider aufwändig, teuer und zudem mit weiterem Energieverbrauch verbunden. Kleinere Pilot-Projekte für CCS wurden gebaut, großtechnisch steht es wahrscheinlich erst in zehn bis zwanzig Jahren zur Verfügung.

Für den Klimaschützer ist die CO_2-Deponierung höchstens dritte Wahl – denn das Problem wird nur verschoben, die ökologischen Auswirkungen sind schwer einzuschätzen und viele CO_2-Vermeidungstechniken deutlich kostengünstiger.

Aus Klimaschutzgründen müssten die mit Öl und Kohle befeuerten Kraftwerke bis 2050 schrittweise stillgelegt bzw. nicht erneuert und parallel die Energieerzeugung aus erneuerbaren Energieträgern aufgebaut werden. In der langen Übergangsphase können bei den fossil befeuerten Kraftwerken die CO_2-Emissionen durch effizientere Heiz-Kraftwerke bzw. Kraft-Wärme-Kopplung und durch Verschiebungen innerhalb der fossilen Energieträger hin zur bevorzugten Nutzung von Gas weiter reduziert werden. Denn bezogen auf den nutzbaren Energieinhalt führt Gas zu deutlich weniger CO_2-Emissionen als Öl, Steinkohle und besonders Braunkohle.

Die Energieerzeugung ist wesentlich effizienter, wenn mit Kraft-Wärme-Kopplung (KWK) gleichzeitig Strom und Wärme genutzt werden. Dabei wird die Wärme als Prozesswärme in der Industrie oder zum Heizen von angeschlossenen Haushalten oder sonstigen Gebäuden genutzt. Der Gesamtwirkungsgrad von KWK-Anlagen beträgt etwa 85 bis 95 Prozent. Der Anteil der Kraft-Wärme-Kopplung an der Energieversorgung liegt in Deutschland aber nur bei mageren 10 Prozent, in Dänemark sind es schon 50 Prozent, in den Niederlanden und Finnland fast 40 Prozent. Warum sind unsere Nachbarn in diesem Punkt wesentlich weiter als wir?

In Deutschland haben die großen Energieversorgungsunternehmen immer wieder mit Dumping-Preisen die geplante Kraft-Wärme-Kopplung unterlaufen. Den Dumpingangeboten haben nur einzelne Kommunen wie Schwäbisch-Hall oder Flensburg widerstanden und gezeigt, wie konsequent man die Kraft-Wärme-Kopplung ausbauen kann. Flensburg wird inzwischen zu fast 100 Prozent mit Fernwärme aus KWK versorgt.

Auf der Agenda Die Bundesregierung hat in ihrer Klimaagenda angekündigt, dass beim Kraftwerkspark durch Rückgang der Kapazität, durch Verschiebung zu Gas-Kraftwerken und durch höhere Wirkungsgrade bis 2020 rund 30 Millionen Jahrestonnen CO_2 eingespart werden sollen. Durch die Verdopplung des Kraft-Wärme-Kopplungs-Anteils sollen weitere 20 Millionen Jahrestonnen CO_2 reduziert werden.

Erneuerbare Energiequellen

Wer dem Volk aufs Maul schaut, weiß, was es von den erneuerbaren Energiequellen hält: nicht unsympathisch, aber Solarzellen und Windräder können wohl kaum die großen Kohlekraftwerke ersetzen. Außerdem sind sie extrem teuer. Windkraftanlagen verspargeln zudem die Landschaft und wenn man den Strom braucht, weht leider gerade kein Lüftchen. Und Sonne scheint in unseren Breitengraden doch ohnehin viel zu selten. Trifft das zu?

Die erneuerbaren Energien haben derzeit weltweit einen Anteil von 17 Prozent am Primärenergieverbrauch. Die wesentlichen Energieträger sind dabei Holz fürs Heizen und Kochen sowie Wasserkraft zur Stromerzeugung. Bei der Stromerzeugung haben die erneuerbaren Energiequellen weltweit einen Anteil von rund 20 Prozent. Den Löwenanteil hält daran die Wasserkraft mit 17,5 Prozent.

In den Mitgliedsstaaten der Europäischen Union haben die erneuerbaren Energien einen Anteil von 6 Prozent am Primärenergieverbrauch und sollen – nach Beschluss der EU – bis 2010 auf 12 Prozent steigen. Bei der Stromerzeugung liegt der Anteil bei rund 14 Prozent (vor allem durch die hohen Wasserkraftbeiträge von Österreich und Norwegen) und soll bis 2010 auf 22 Prozent anwachsen.

Auf der Agenda Die Bundesregierung will gemäß der Klimaagenda den Anteil der erneuerbaren Energiequellen bei der Stromerzeugung bis 2020 auf 27 Prozent steigern und damit 55 Millionen Jahrestonnen CO_2 einsparen. Bei der Erzeugung von Wärme soll der Anteil auf 14 Prozent steigen, bei den Kraftstoffen auf 17 Prozent.

In Deutschland steuerten die erneuerbaren Energiequellen zur Stromerzeugung im Jahr 2006 12 Prozent bei (davon Windenergie 43 Prozent, Wasserkraft 30 Prozent, Biomasse 24 Prozent und Photovoltaik 3 Prozent). Windenergie und Photovoltaik spielen bislang keine große Rolle, haben aber in den letzten zehn Jahren boomartig zugelegt, in Deutschland wurde in den Jahren von 1992 bis 2005 die Erzeugung von Strom aus Windenergie um das Hundertfache und die von Solarstrom um das Tausendfache gesteigert. Ermöglicht wurde dieser Aufschwung durch gezielte staatliche Förderung: durch das Stromeinspeisungsgesetz seit 1991 und das verbesserte Erneuerbare-Energien-Gesetz (das garantierte Preise für die Einspeisung von regenerativem Strom vorsieht) sowie durch das 100 000 Dächer-Programm für Photovoltaik-Anlagen, das bis 2003 lief.

Im Vergleich mit der langjährigen Förderung der Atomenergie und der Kohle (Kohlebeihilfe selbst 2005 noch 2,7 Milliarden Euro) oder des klimaschädigenden Flugverkehrs (Steuerbefreiung des Flugbenzins in 2006 mit 8 Milliarden Euro) ist die Förderung der Erneuerbaren allerdings bescheiden. Das 100 000-Dächer-Solarstromprogramm war beispielsweise nur mit 0,2 Milliarden Euro ausgestattet. Aber die gezielte Förderung bei uns hat gezeigt, welche enormen Potentiale in kurzer Zeit erschlossen werden können. In anderen europäischen Ländern sind die Potentiale sogar noch weit höher:

• Deutschland hat ca. 42 Prozent der in Europa installierten Sonnenkollektorfläche, die sonnenbegünstigten Länder Italien, Spanien und Portugal jeweils weniger als 3 Prozent.

• Deutschland hatte im Jahr 2004 rund 80 Prozent der in Europa installierten Photovoltaikfläche (794 MW Spitzenleistung; zwei Jahre später schon 2000 MW!), die sonnenbegünstigten Länder Portugal mit 2,3 MW Spitzenleistung und

Griechenland 4,5 MW Spitzenleistung führten dagegen ein »Schatten«-Dasein.

- In Deutschland stehen 40 Prozent der weltweit installierten Windkraft, aber viele Länder, wie etwa das windbegünstigte Irland, könnten schon längst weit mehr und kostengünstiger Windkraft aufgebaut haben.

Die Kosten für die erneuerbaren Energien hängen vom Einsatzbereich ab. Die Stromerzeugung mit Wasserkraft und die Wärmeerzeugung mit Holz und mit Sonnenkollektoren sind schon lange konkurrenzfähig. Windstrom wird laufend billiger, an günstigen Standorten ist er schon heute konkurrenzfähig. Biomasse ist bislang der wichtigste erneuerbare Energieträger und wird durch neue Verarbeitungstechnologien technisch und wirtschaftlich interessant.

Die Erzeugung von Solarstrom ist heute noch teuer, in Mitteleuropa sechs bis acht Mal teurer als die Erzeugung von Strom in Kohlekraftwerken. In südlichen Ländern kann Solarstrom etwa zum halben Preis produziert werden. Solarstrom wird aber laufend billiger, die Kosten sinken jedes Jahr um 5 bis 7 Prozent, die Ölpreise steigen dagegen an. Dennoch bedarf Solarstrom auch weiterhin einer kräftigen staatlichen Förderung. Jahrzehntelang wurden mit riesigen Summen die falschen Energieträger gefördert (Kohle und Atomenergie), jetzt müssen die richtigen Energieträger richtig gut gefördert werden.

Wie bei jeder Anlage wird auch für die Herstellung von Sonnenzellen, Sonnenkollektoren oder Windkraftanlagen Energie benötigt. Das gilt auch für konventionelle Kraftwerke. Die oft erhobene Behauptung, dass die regenerativen Energieträger mehr Energie zur Herstellung benötigen als sie später produzieren, ist einfach falsch. Windkraftanlagen haben je nach Lage die Produktionsenergie nach drei bis sechs Monaten eingespielt, Sonnenkollektoren nach sechs bis zwölf Monaten, Solarzellen, die zwanzig Jahre und länger halten, nach zwei bis drei Jahren. Wie man sieht, halten Vorurteile lang – aber die Anlagen zur regenerativen Energieerzeugung halten noch länger ...

Wasserkraft

Wasserkraft ist seit langem gut erschlossen und bei der Stromerzeugung konkurrenzfähig. Wasserkraft ist günstig zu nutzen – sie ist nahezu stets verfügbar, kann leicht in Stauseen gespeichert und bei der Stromproduktion sowohl bei der Grundlast wie auch bei der Spitzenlast eingesetzt werden.

In besonders begünstigten Ländern wird schon heute Strom überwiegend aus Wasserkraft gewonnen, zum Beispiel in Norwegen (98 Prozent), Brasilien (84 Prozent) oder Kanada (60 Prozent). Die Hälfte aller installierten Wasserkraft-Kapazität befindet sich in China.

Im Jahr 2005 wurden weltweit mit Wasserkraft 2950 Milliarden kWh Strom produziert, sie trug mehr zur Stromproduktion bei als alle derzeit betriebenen Atomkraftwerke (2771 Milliarden kWh). Das technisch, wirtschaftlich und umweltverträglich erschließbare globale Potential wird auf 7500 Milliarden kWh geschätzt. Große Entwicklungsmöglichkeiten gibt es vor allem in Asien, Südamerika, Afrika und in den GUS-Staaten.

In Deutschland sind etwa 75 Prozent des Wasserkraft-Potentials erschlossen. Neue Möglichkeiten können sich noch durch die Nutzung von Meereskraftwerken eröffnen (Gezeiten- oder Wellenkraftwerke), aber auch durch technisch verbesserte Großanlagen. So wird beispielsweise durch die Erneuerung des großen Rheinwasserkraftwerks im badischen Rheinfelden die Stromerzeugung mehr als verdreifacht.

Viele kleine Wasserkraftanlagen können reaktiviert werden, vor allem durch die heute erheblich einfachere und fernsteuerbare Regelungs- und Überwachungstechnik. Gigantische Wasserkraftwerke und Stauseen wie das Iltaipú-Kraftwerk an der Grenze zwischen Brasilien und Paraguay (mit 12 600 MW) oder der Drei-Schluchten-Staudamm am Jangtsekiang in China mit einer Kapazität von 18 200 MW – so viel wie 16 Atomkraftwerke! – werden dagegen zu recht von Umweltschutz- und Menschenrechtsorganisationen kritisiert. Millionen Menschen werden dabei umgesiedelt, ganze Täler geflutet, Arten ausgerottet und das regionale Klima wird verändert.

Wind of Change

Weltweit gibt es riesige Potentiale für Windstrom, vor allem in den USA und China ist eine rasche Entwicklung abzusehen. In den letzten fünfzehn Jahren hat Deutschland einen Windenergieboom erlebt, der für den Ausbau anderer regenerativer Energien beispielhaft sein kann.

Deutschland ist im Zukunftsmarkt Windenergie »Weltmeister«. Etwa 40 Prozent der weltweit installierten Kapazität stehen hierzulande. Der Jahresumsatz der Windbranche lag 2005 bei 4 Milliarden Euro, der Exportanteil bei 70 Prozent, die Beschäftigtenzahl bei 70 000.

Den wesentlichen »Aufwind« gaben das Stromeinspeisungsgesetz aus dem Jahr 1990 und das Erneuerbare-Energien-Gesetz (EEG). Ende 2006 liefen 18 700 Anlagen mit 20 600 MW, die 5,7 Prozent zum deutschen Stromverbrauch beitragen. Das hiesige Potential für Windstrom wird auf 25 Prozent des derzeitigen Stromverbrauchs geschätzt. Pro Kilowatt installierter Leistung werden im Durchschnitt etwa 1800 kWh Strom pro Jahr produziert, die Menge hängt stark von regionalen Gegebenheiten und der Windstärke ab. Wo 10 Prozent höhere Windgeschwindigkeit herrschen, können beispielsweise 33 Prozent mehr Strom produziert werden! Die Tendenz geht daher seit Jahren zu größeren Anlagen (im Schnitt etwa 2 MW) und zum Ersatz mehrerer kleiner Anlagen durch eine große Anlage (Repowering) sowie zu Windanlagen im Meer (Offshore-Nutzung).

Bei den Offshore-Anlagen sind die Windverhältnisse optimal, aber der Bau ist kompliziert, die Extraleitungen zum Festland sind teuer und mögliche Korrosionsprobleme durch das salzhaltige Meerwasser noch nicht sicher einzuschätzen.

Die Erzeugungskosten sind in den letzten 15 Jahren um die Hälfte gefallen und betragen nun im Mittel etwa 8 ct/kWh, bei den besten Anlagen nur noch 4 ct/kWh. Und jede Verdoppelung der Kapazität senkt die Erzeugungskosten um weitere 10 Prozent.

Für Windstrom in guten Lagen wird heute (im Jahr 2007) noch eine Einspeise-Vergütung von 8,19 Cent/kWh garantiert; in fünf Jahren nur noch 5,17 Cent.

Here Comes the Sun

Die Sonne schickt 15 000-mal mehr Energie auf die Erde, als die Menschheit bisher nutzt. Die Sonne ist ein Alleskönner. Ihre Energie kann zur Erzeugung von Strom, von Warmwasser, zur passiven Nutzung bei Gebäuden und zum Trocknen genutzt werden, mit Absorptionstechnik auch zum Kühlen.

Pro Jahr strahlt die Sonne auch bei uns auf jeden Quadratmeter so viel Energie ab wie in 100 Liter Öl enthalten ist! Einstrahlung und Sonnenscheindauer nehmen Richtung Äquator zu: In Freiburg hat man pro Jahr etwa 1800 Stunden Sonne, weiter südlich bis zu 3000 Stunden, in der Sahara bis zu 4300 Stunden.

Bei Solarzellen bzw. der Photovoltaik wird die Sonne genutzt, um direkt Strom zu erzeugen. Solarzellen können in jeder Größe gebaut und genutzt werden – vom Taschenrechner über Parkscheinautomaten bis hin zur Stromerzeugung auf dem Hausdach oder als Photovoltaik-Kraftwerke mit zehntausenden Quadratmetern Fläche. Derzeit sind in Deutschland Solarzellen mit einer Leistung von etwa 2000 Megawatt installiert, die etwa 2 Milliarden kWh Strom produzieren. Das deckt den Durchschnittsverbrauch von 660 000 Zwei-Personen-Haushalten.

Die Solarzellen basieren auf der Halbleitertechnik; bei Sonneneinstrahlung entstehen zwischen unterschiedlich konstruierten Materialien bzw. Flächen Spannung und Gleichstrom. Die Produktion der Halbleiter ist teuer und bislang wird kommerziell nur ein Wirkungsgrad von etwa 15 Prozent erzielt. Etwa 90 Prozent der Solarzellen sind auf hochreinen und dünnen Scheiben aus kristallinem Silizium aufgebaut (so genannten Wafern), die auch für Leiterplatten für Computer genutzt werden. Silizium ist das zweithäufigste Element und praktisch unbegrenzt verfügbar (Sand besteht zum Beispiel aus Silizium-Verbindungen), aber die Umwandlung in hochreines kristallines Silizium ist sehr teuer.

Die Erzeugung von Solarstrom kostet in Mitteleuropa etwa 40 bis 50 Cent/kWh und in südlichen Ländern etwa 25 Cent/kWh. Die Stromerzeugung in Mitteleuropa ist damit noch etwa sechs bis acht Mal teurer als die Erzeugung von Strom in Kohlekraftwerken (denen allerdings die externen Kosten nicht angelastet werden). Während die Kosten von konventionellem Strom durch Preissteigerungen laufend zunehmen, wird Solarstrom zunehmend billiger, jedes Jahr etwa 5 bis 7 Prozent.

Solarzellen auf dem Hausdach Der Bau von Photovoltaik-Anlagen wird staatlich gefördert und ist deswegen auch für private Hausbesitzer interessant. Zehn Quadratmeter Solarzellen haben eine Spitzenleistung von etwa 1 KWp (p ist die Abkürzung für (englisch:) Peak/Spitze; die Leistung wird dabei auf die höchste Sonneneinstrahlung bezogen). Mit 1 kWp kann im Jahr bis zu 1000 kWh Strom erzeugt werden.

Eine 20 Quadratmeter große Anlage, die etwa 2000 kWh Strom/Jahr erzeugt, kostet komplett (mit Wechselrichter etc.) etwa 11000 Euro, (die Kosten werden in den nächsten Jahren weiter sinken!). Mit einer solchen Anlage kann ein Drei-Personen-Haushalt mit effizienten Haushaltsgeräten seinen Strombedarf voll decken. Aufgrund der Solarstromförderung ist es aber günstiger, den Strom ins Netz einzuspeisen. Die Einspeise-Vergütung ist abhängig vom Anlagentyp und liegt bei einer Hausanlage auf dem Dach (bis 30 kW) beim Neubau im

Jahr 2007 bei 49,2 Cent/kWh. Diese Einspeise-Vergütung wird dann für zwanzig Jahre in dieser Höhe garantiert.

Die Fixkosten von Anlagen und damit ihre Produktionskosten fallen mit steigender Anlagen-Größe. Gewerbliche Betreiber bauen deshalb große Anlagen auf Hallendächern von Industrie, Landwirtschaft oder Sportanlagen, seit einigen Jahren auch auf Bodenflächen.

Sonnenkollektoren werden zur Erzeugung von Warmwasser genutzt und sind vergleichsweise einfach konstruiert. Am weitesten verbreitet ist der Flachkollektor mit einem Wirkungsgrad von etwa 50 Prozent. Der (Vakuum-)Röhrenkollektor ist teurer, hat einen höheren Wirkungsgrad, vor allem im Winter, und eignet sich deshalb gut zur zusätzlichen Unterstützung der Haushaltung. In Schwimmbädern werden meist nur die sehr billigen schwarzen Absorbermatten eingesetzt, weil das Wasser hier nur um einige Grad erwärmt werden muss.

Die Hälfte der weltweit installierten Sonnenkollektoren befinden sich in China – meist einfache Kollektoren. In Deutschland stehen die meisten Sonnenkollektoren auf Ein- und Zweifamilienhäusern, obwohl Mehrfamilienhäuser noch besser geeignet wären. Hier sind Abrechnungsprobleme im Wege, die aber durch vertragliche Vereinbarungen bzw. Contracting behoben werden könnten.

Den angesichts der kostengünstigen Potentiale viel zu langsamen Ausbau kann man auch beschleunigen: Die spanische Stadt Barcelona hat den Einbau von Solaranlagen einfach per Verordnung vorgeschrieben. Manchmal muss man die Leute zu ihrem Glück zwingen.

Mit Sonnenkollektoren kann man Temperaturen zwischen 80 bis 85 Grad erzielen. Weitaus höhere Temperaturen erreicht man in solarthermischen Kraftwerken, die mit Spiegeln und dem Brennglas-Effekt arbeiten – sicher erinnern Sie sich noch, wie sie als Kind mit einer Lupe die Sonnenstrahlen gebündelt haben und damit Papier entzünden konnten. Nach diesem Prinzip kann man in solarthermischen Kraftwerken Temperaturen bis zu 800 Grad erzielen, damit Wasser verdampfen und dann wie in einem Kohle- oder Gaskraftwerk über Turbinen Strom erzeugen. Man benötigt dafür allerdings eine hohe Sonneneinstrahlung, deswegen sind die solarthermischen Kraftwerke vor allem für südliche Länder geeignet. Es gibt drei Typen:

- Parabolrinnen-Kraftwerke sind bereits in Kalifornien erprobt. Das erste kommerziell geplante große 50-MW-Kraftwerk wird seit 2006 in Spanien gebaut (Andasol 1 und 2). Bei den Parabolrinnen-Kraftwerken werden die Sonnenstrahlen von einem Parabol-Rinnen-Spiegel auf ein Rohr im Zentrum der Rinne gelenkt und die darin befindliche Flüssigkeit auf 400 Grad erhitzt.
- Bei Solar-Turm-Kraftwerken wird das Sonnenlicht durch mehrere Spiegelsysteme auf eine Turmspitze konzentriert, die Pilotanlagen erreichen zwischen 1 und 10 MW.
- Bei den kleineren Dish-Stirling-Anlagen mit 10 bis 50 kW Leistung werden die Sonnenstrahlen in einem schüsselartigen Hohlspiegel konzentriert. Der Strom wird mit einem Stirling-Motor erzeugt.

Bei den größeren Anlagen kann heißes Wasser zwischengelagert werden, damit lassen sich Zeiten ohne Sonneneinfall überbrücken. Durch Kopplung mit Biogas kann die Anlage kontinuierlich laufen.

Brot oder Benzin

> *Biomasse – eigentlich die älteste vom Menschen genutzte Energieform – erlebt einen neuen Boom. Zur Biomasse zählen beispielsweise Holz, Pflanzen wie Raps, Mais, Zuckerrohr, aber auch Pflanzenreste wie Grünschnitt oder Stroh und Abfälle wie Gülle oder Lebensmittelreste. Diese können durch Verbrennen, Vergärung oder über die Extraktion von Pflanzenöl oder stärke- und zuckerhaltigen Bestandteilen als Bioenergie genutzt werden.*

Wenn wir von erneuerbaren Energieträgern sprechen, denken wir hauptsächlich an Wind und Sonnenenergie. Aber die sind nur tauglich zur Stromproduktion. Anders die Biomasse, die den größten Anteil an den Erneuerbaren stellt und auch Primärenergie liefert. Sie hat einen Anteil von 68 Prozent beim Primärenergieverbrauch, vor allem durch den Einsatz von Holz zum Heizen.

Den Klimaschützer freut dieser Energieträger, weil Pflanzen und Holz beim Verbrennen nur so viel CO_2 freisetzen, wie sie vorher gebunden haben. Deswegen gelten sie als klimaneutral oder CO_2-neutral. Ganz korrekt ist das nicht, denn sowohl beim Anbau wie bei der Ernte werden durch Traktoren oder Erntemaschinen fossile Energieträger eingesetzt. Aber »fast klimaneutral« ist schon ein Riesenfortschritt – so werden beim Heizen mit Holzpellets 90 Prozent weniger Treibhausgase freigesetzt als beim Heizen mit Öl.

Im Jahr 2005 wurden in Deutschland 20,7 Millionen Kubikmeter Holz verfeuert. Der jährliche Zuwachs in deutschen Wäldern liegt bei ca. 95 Millionen Kubikmeter. Da aber ein Teil in Naturschutzgebieten, Bannwäldern oder an schwer erschließbaren Steillagen liegt, dürfte das Potential eher bei etwa 65

Millionen Kubikmetern liegen. Förster klagen zunehmend über Holzdiebe. Der Heizöltank Wald ist eben nicht abgeschlossen.

Die Holzheizungen der neuen Generation – Holzpelletheizungen und Holzhackschnitzel-Blockheizkraftwerke – haben wenig mit dem klassischen Holzofen oder offenen Kamin gemein. Sie arbeiten vollautomatisch, nutzen das Holz und Restholz besser aus und haben weniger Emissionen an Feinstaub oder anderen Schadstoffen. Die Holzpellets (kleine gepresste Stäbchen) und Holzhackschnitzel werden aus Restholz bei der industriellen Verarbeitung von Holz bzw. aus Durchforstungsholz gewonnen – nicht aus dem wirtschaftlich wertvollen Stammholz. Ende 2006 gab es in Deutschland bereits 70 000 Holzpellet-Heizungen in privaten Haushalten, aber auch kleingewerbliche Holz-Blockheizkraftwerke mit Nahwärme-Nutzung.

Holz ist zwar billiger als Erdöl, der Holzpreis hängt aber – so kurios das klingt – durchaus mit dem Erdölpreis zusammen, denn die Energieträger können ja gegenseitig ersetzt werden. Man kann also nicht darauf bauen, dass Holz preislich etwa gleich bleibt und nur Erdöl immer teurer wird. Der starke Preisanstieg bei den Holzpellets in 2006 um etwa 40 Prozent hing aber eher mit der vorübergehenden Verknappung von verarbeiteten Holzpellets zusammen.

Holz ist die traditionelle Form von Biomasse. Neue Formen sind Biogas und Biokraftstoffe.

Die cleveren Bauern produzieren heutzutage Biogas und Strom. Aus den Abfällen der Rinderhaltung gewinnen sie zum Beispiel Biogas, das Erdöl ersetzen kann. Jede Kuh kann im Jahr etwa 200 Liter Erdöl produzieren …

Ein Teil des Biogases wird zum Betrieb der Anlage, zum Erwärmen des Fermenters, genutzt, mit der Hauptmasse wird Strom erzeugt. Biogas kann auch in Blockheizkraftwerken eingesetzt werden. Ende 2006 gab es in Deutschland schon 3500 Biogas-Anlagen. Seit einigen Jahren können durch verschiedene Verfahren auch Pflanzenreste wie etwa Stroh chemisch zu Biogas oder flüssigen Btl-Brennstoffen verarbeitet werden (Btl heißt: Biomasstoliquid). Damit eröffnet sich der Nutzung von Biomasse im wahrsten Sinn des Wortes ein weites Feld.

Die Nutzung von Biomasse für Motoren ist nichts grundsätzlich Neues – der Holzvergaser in alten Traktoren ist ein Beispiel dafür. Mit der so genannten landwirtschaftlichen »Flächenstilllegung« kam in Deutschland der Rapsöldiesel auf – genauer gesagt das Rapsölmethylester als Dieselersatz. Das Umweltbundesamt war davon mit Recht nicht begeistert – denn für die Düngung, den Anbau und die Verarbeitung dieser nicht sonderlich ergiebigen Pflanze muss sehr viel (fossile) Energie aufgewendet werden. Der Energie-Aufwand für die Düngung liegt bei umgerechnet etwa 300 l Erdöl pro Hektar, der Treibstoffbedarf für Traktoren und Erntemaschinen bei etwa 150 l. In den USA wird schon auf einem Drittel der Anbaufläche Mais zu Bio-Alkohol verarbeitet – als Folge davon stieg der Mais-Preis um 80 Prozent, was in Mexiko zu wütenden Protesten führte, weil die Menschen dort ihr Hauptnahrungsmittel nicht mehr bezahlen können.

Der Beitrag von Biomasse zur Deckung des Weltenergiebedarfs ist theoretisch sehr hoch. Aber – wie das Beispiel Mais zeigt – gibt es eine Flächenkonkurrenz mit dem Anbau von Lebensmitteln (indirekt auch eine Preiskonkurrenz). Viele Flächen können aus Naturschutzgründen nicht oder nicht intensiv erschlossen werden und die Rodung von Urwald zum Anbau von Energiepflanzen, die heute schon in Brasilien, Indonesien und anderen Ländern stattfindet, ist – auch unter Klimagesichtspunkten – fatal. Denn die Regenwälder sind die »Lungen der Welt«, sie binden viel Kohlendioxid.

Biomasse ist ein »Alleskönner«, tauglich für Wärmeerzeugung, Stromproduktion, Kraftstoffe und stoffliche Nutzung. Sie kann noch ordentlich zulegen und sollte auch gefördert werden. Aber ihre zukünftige Rolle darf man auch nicht überschätzen: Im Jahr 2030 werden auf heimischen Äckern und Wäldern wahrscheinlich etwa 15 Prozent des deutschen Primärenergiebedarfs umweltverträglich erzeugt werden können. Der Anbau von Energiepflanzen kann aber auch durch Monokulturen, hohen Pestizid-Einsatz oder andernorts durch den Raubbau an Tropenwäldern zu massiven Umweltproblemen führen und mit dem Anbau von Nahrungsmitteln konkurrieren. Bislang fehlt eine klare Strategie zum optimalen Einsatz von Biomasse – sowohl aus Kostensicht wie auch aus Klimasicht.

Auf der Agenda Die Bundesregierung will mit der Klimaagenda auch die Erzeugung von Wärme aus Biomasse (aber auch Solar- und Geothermie) fördern und sieht hier bis 2020 eine Möglichkeit zur Einsparung von 14 Millionen Jahrestonnen CO_2. Zusätzlich soll laut EU-Beschluss der Anteil von Biokraftstoffen am Kraftstoffverbrauch bis 2020 auf 10 Prozent steigen. Nach dem im Jahr 2006 verabschiedeten Biokraftstoffquotengesetz soll der Anteil bereits bis 2015 auf 8 Prozent steigen.

Preschen Sie vor!

Wir diskutieren heftig über allerlei Maßnahmen zum Klimaschutz und derweil steigen die Treibhausgas-Emissionen Jahr für Jahr weiter an. In der Wissenschaft wie in der internationalen Klimaschutzpolitik besteht mittlerweile weitgehend Übereinstimmung, dass eine Erwärmung von mehr als zwei Grad zu einem gefährlichen Klimawandel führt, auch wenn dies bis heute – Stand Juni 2007 – formal nicht anerkannt ist. Dabei wird bereits diese Erwärmung viel Geld kosten, weil sie in den nächsten Jahrzehnten gewaltige und teure Anpassungs-Maßnahmen wie zum Beispiel den Bau höherer Dämme oder Umsiedlungen in Küstenstädten erforderlich machen wird. Um so mehr muss alles getan werden, damit eine weitere Erwärmung verhindert wird.

Während dafür weltweit die Treibhausgas-Emissionen bis 2050 um 50 Prozent reduziert werden müssen, um auch nur die 2-Grad-Leitplanke des Temperaturanstiegs einzuhalten, müssen wir und andere Industrieländer einen höheren Beitrag dazu leisten und unsere Emissionen um 80 Prozent senken.

In den bevölkerungsreichen Schwellenländern und neuen Industriestaaten werden in den nächsten zehn Jahren die Kraftwerke für die nächsten fünfzig Jahre neu gebaut, die Siedlungen und Verkehrssysteme für die nächsten hundert Jahre und Milliarden Menschen werden erstmals ein sicheres Dach über dem Kopf haben, genug zu essen, einen Strom- und Wasseranschluss – und zum Glück ein Stück weit zu unserem Konsumstandard aufschließen können. Ihre Emissionen werden dadurch gegenüber dem heutigen Stand noch erheblich steigen. In den alten Industrieländern steht dagegen ein Ersatz der derzeitigen Kraftwerksgeneration an, die Wärmedämmung von etwa 80 Prozent des Gebäudebestands und vor allem auch eine deutliche Änderung im Konsumverhalten, um anderen das, was wir schon haben, überhaupt zu ermöglichen.

Eine globale Herausforderung, vor der man verzweifeln könnte, gäbe es nicht die Gewissheit, dass der dafür nötige Strukturwandel der Weltwirtschaft die Lage der Menschheit in ungeahntem Maß verbessern wird: keine Abhängigkeit von endlichen Energiequellen und ressourcenreichen Ländern, kein Kampf ums Öl, keine stetig steigenden Energiepreise, mehr Wachstum und Beschäftigung, eine kooperierende Staatengemeinschaft, effizientere Produkte und die Beseitigung von Hunger und Armut in der Welt. Eben genau so ein Zustand, wie zu Beginn des Buches ausgemalt. Aber leider sind wir noch weit davon entfernt.

Wie soll es konkret weitergehen? Wie wird sich die Staatengemeinschaft einigen? Wie werden die USA und China einbezogen? Was kann und wird Deutschland dazu beitragen? Und was werden Sie – ja, Sie – dazu beitragen? Fünf Antworten:

Antwort 1 Die globale Klimaschutzpolitik erfolgte bislang hauptsächlich über die Klimarahmenkonvention der UN und das bis 2012 reichende Kyoto-Abkommen. Das hatte mehrere Schwächen: Wesentliche Emittenten, vor allem die USA, sind dem Abkommen gar nicht beigetreten; für die Schwellen- und Entwicklungsländer wie China, Indien und andere war keine Emissionsbeschränkung vorgesehen; die den beigetretenen Industrieländern abverlangte Verringerung der Treibhausgase um 5,2 Prozent war wenig anspruchsvoll; der Emissionshandel, durch den zum ersten Mal der Ausstoß von CO_2 mit Kosten belegt wurde, war zwar gut gedacht, aber halbherzig und handwerklich nicht gut konzipiert. Und dennoch sind die Klimarahmenkonvention der UN und der Kyoto-Prozess die einzigen verbindlichen multilateralen Abkommen. Sie lassen für jeden erkennbar werden, dass die Staatengemeinschaft die Herausforderung nur gemeinsam lösen kann. Vielleicht werden jetzt – da die Bedrohung durch Klimawandel und Weltwirtschaftskrise allen glasklar vor Augen geführt wurde – die Folgeverhandlungen zu Kyoto neuen Schwung bekommen.

Antwort 2 Bei den Nachfolgeverhandlungen von Kyoto oder parallel dazu sollte zwischen den wichtigsten Industrie- und Schwellenländern ein Innovationspakt zur Förderung von Effizienztechnologien und erneuerbaren Energien geschlossen werden. Das würde vor allem den USA erlauben, sich ohne Gesichtsverlust an neuen Verhandlungen zu beteiligen. Inhalte dieses Innovationspakts wären gemeinsame Ziele und CO_2-Standards für die Entwicklung neuer Produkte und Technologien, Technologiekooperationen und die Bereitstellung entsprechender Finanzierung-Fonds. Sobald wie möglich sollten alle Länder darlegen, welche Emissionsreduktionen sie mit welchen Mitteln und in welchem Zeitraum erreichen wollen.

Antwort 3 Deutschland hat als erstes Industrieland beschlossen, seine Treibhausgas-Emissionen um 40 Prozent zu verringern. Was getan werden muss, um das Ziel zu erreichen, ist in der Klimaagenda 2020 aufgeführt. Bei der Wind- und Solarenergie ist Deutschland jetzt schon »Weltmeister« im Klimaschutz und angenehmerweise auch Weltmarktführer. Im Automobilbereich ist Japan mit der Hybridtechnologie führend.

Wer beim Klimaschutz vorangeht, kann nur gewinnen – schafft neue Märkte, neue Arbeitsplätze und spart volkswirtschaftlich Milliarden an Energiekosten. Und wer bislang – zu Recht – die USA als Bremser im Klimaschutz kritisiert hatte, könnte womöglich bald erleben, dass die USA mit massiver Förderung der Effizienztechnologie und erneuerbarer Energie durchstarten und Kooperationen mit China, Indien und Brasilien schließen wird. Da sind die neuen Märkte. Und bislang sind die USA eigentlich fast immer der Markträson gefolgt.

Antwort 4 Eine industrielle Revolution kann man nicht herbeireden, aber man kann sie beschleunigen, günstige Rahmenbedingungen schaffen und notwendige Kooperationen erleichtern. Die bloße Förderung von Technologien reicht bei weitem nicht aus, der Umbau der Industriegesellschaft erfordert gesellschaftliche Innovationen: zum Beispiel den Einbezug der externen Klimakosten in die Preisgestaltung (durch einen verbesserten Emissionshandel oder durch die Umstellung der Kraftfahrzeugsteuer auf eine CO_2-Steuer), neue Wohnmodelle, neue Mobilitäts-Angebote, neue Finanzierungsmodelle bei Energieinvestitionen (von der Schüler-Lehrer GmbH bis zu Public-Private-Partnership-Modellen). Aber auch ein verändertes (Kauf-)Verhalten der Verbraucher.

Antwort 5 Sie können ja schon mal vorpreschen. Dann geht es noch schneller voran und Sie können dabei nur gewinnen. Sie haben die besseren Produkte. Weniger Energieverbrauch und mehr Sicherheit. Mehr Geld. Ihnen geht es einfach besser. Und dem Klima auch.

Anhang: Gut zu wissen

Bücher und Publikationen
Stefan Rahmstorf und Hans Joachim Schellnhuber, »Der Klimawandel«; München 2006. Ausführliche Beschreibung von Klimageschichte, Treibhauseffekt, Klimawandel und internationale Klimapolitik.
Dieter Seifried und Walter Witzel: »Das Solarbuch«, Freiburg 2007. Sehr guter Überblick über den Stand der Technik, über Potenziale und Nutzungsmöglichkeiten aller erneuerbarer Energien und zur Energie- und Klimapolitik; abwechselnd eine Seite Grafik, eine Seite Text; gut für Bildungsarbeit und Vorträge einsetzbar. Bestellung über www.solarbuch.de.
»Gebäude modernisieren – Energie sparen«, von der Verbraucherzentrale Düsseldorf 2007 und »Wärmedämmung«, von der Verbraucherzentrale Berlin 2006. Für das Wohnen gibt man als Verbraucher das meiste Geld aus, verbraucht am meisten Energie und verursacht die meisten Treibhausgas-Emissionen. Die alltagspraktischen Broschüren informieren über die wichtigsten »Energiefresser« und Gegenmaßnahmen, über do it yourself und Vergabe an Handwerker: www.vzbz.de

Adressen, Websites und Newsletter
Carsharing Es gibt große überregionale Carsharing-Anbieter wie etwa die Cambio-Gruppe im nordwestlichen Deutschland zwischen Saarbrücken, Köln und Oldenburg, die Stadtmobil-Südwest-Gruppe mit Anbietern im Rhein-Main-Gebiet und in der Rhein-Neckar-Region oder das DB-Carsharing der Deutschen Bahn. In sehr vielen Städten und Landkreisen gibt es örtliche oder regionale Anbieter.

Der Bundesverband Carsharing hält eine aktuelle Ortsliste und Übersichtskarte bereit: www.carsharing.de.

EcoTopTen Die EcoTopTen-Produkt-Initiative des Öko-Instituts gibt aktuelle Marktübersichten über klimafreundliche kostengünstige Markenprodukte mit hoher Qualität: www.ecotopten. de. Vergleichbare Initiativen gibt es in Österreich, in der Schweiz und anderen europäischen Ländern: www.topten.info.

Fairer Handel Klimaschutz ist nicht alles. Die Kampagne »Fair feels good« informiert über das Prinzip des Fairen Handels, seine Produkte und seine Bedeutung im Kampf gegen die weltweite Armut: www.fairfeelsgood.de.

IPCC Die Veröffentlichungen des Weltklimarats finden sich bei mehreren Länderportalen, zum Beispiel unter www.ipcc.ch. Die Veröffentlichungen sind in englischer Sprache, von einem Teil gibt es deutsche Übersetzungen: www.ipcc.ch/languageportal/languageportal.htm

Klima-Allianz In der Klima-Allianz haben sich über 40 große gesellschaftliche Organisationen zusammengeschlossen – attac, BUND, Brot für die Welt, Caritas und viele andere mehr. Gemeinsames Ziel ist eine konsequente Klimapolitik. www.dieklimaallianz.de.

Sanierung von Schulen Beispiele zur erfolgreichen Sanierung von Schulen auf Initiative von Eltern, Lehrern und Schülern und auch Unterstützung gibt die ECO-Watt Gesellschaft für ökologische Projekte mbH, Turnseestr. 44, 79102 Freiburg, Tel. 0761-7079901, www.ecowatt.de.

Umweltbundesamt Das Umweltbundesamt informiert regelmäßig zum Klimaschutz, zu Energiepolitik, (www.umweltbundesamt.de), über Produkte mit dem Umweltzeichen (www.blauerengel.de) und über nachhaltigen Konsum (Bestellung des Newsletter über redaktion@dialogprozesskonsum.de).

WBGU Der Wissenschaftliche Beirat der Bundesregierung Globale Umweltänderungen (WBGU) erstellt Gutachten und Politikpapiere zu Klimawandel und globalen Umweltänderungen. Die ausführlichen Gutachten und die Kurzfassungen können unter www.wbgu.de eingesehen und heruntergeladen werden.

Auflösungen Prima-Klima Quizfragen
• **Prima-Klima-Sprit-Spar-Quiz**
Richtige Antworten sind 1 C, 2 B, 3 B, 4 B, 5 C, 6 C, 7 A, 8 C, 9 B, 10 B, 11 C, 12 C. Pro richtiger Antwort bekommen Sie einen Punkt.

Weitere 88 Punkte bekommen Sie, wenn Sie das richtige Ergebnis jeweils spritsparend berücksichtigen.
• **Prima-Klima-Carsharing-Quiz**
Richtige Antworten sind 1 C, 2 C, 3 A, 4 A, 5 B, 6 A, 7 B, 8 A, 9 A, B oder C (dreimal richtig!), 10 C. Pro richtiger Antwort bekommen Sie einen Punkt. Aber wenn Sie sich zum Carsharing entschließen, punkten Sie richtig – für den Klimaschutz!
• **Berechnung der Klima-Bilanz**
Die persönliche CO_2-Bilanz kann man leicht mit dem CO_2-Rechner bei www.freiburg.de/co2 errechnen. Die Werte für die Bereiche Heizen, Strom und Verkehr (Auto, Bahn, ÖPNV, Flugzeug) werden dabei nach den jeweiligen Eingaben spezifisch errechnet, die für Lebensmittel und den allgemeinen Konsum werden nach dem anzugebenden Lebensstil unterschieden, ansonsten aber pauschal berechnet, weil in diesen Bereichen sonst jeweils Hunderte von Einzelprodukten berechnet werden müssten.
• **Umweltmobilitätscheck**
Das Treibhauspotential einzelner Bahn- oder Autofahrten oder Flüge kann man mit dem Umweltmobilitätscheck der Deut-

schen Bahn berechnen lassen: www.bahn.de/p/view/planen/reiseplanung/umc/1_umweltbilanz.shtml.

Kosten-Annahmen
Bei der Berechnung von Kosten wurde der Stand von Juni 2007 zugrundegelegt:
1 kWh Haushaltsstrom inklusiver anteiliger Grundgebühr: 0,20 Euro
1 KWh Ökostrom für Haushalte inklusiver anteiliger Grundgebühr: 0,21 Euro
1 Liter Heizöl: 0,67 Euro 1 Liter Diesel: 1,10 Euro 1 Liter Normalbenzin: 1,34 Euro
1 Liter Super: 1,36 Euro

Hier ist zu berücksichtigen, dass die Kosten regional und zeitlich schwanken, sich aber in der Regel im Laufe der Zeit erhöhen. Aufgrund unterschiedlicher Märkte und nationaler Besteuerung können die Kosten zwischen einzelnen europäischen Ländern variieren.

Fördermöglichkeiten
Informationen zum Thema Heizen und Wärmedämmung erhalten Sie bei folgenden Stellen:
Deutsche Energieagentur (DENA)
    Chausseestraße 128a, 10115 Berlin, Hotline 08000-73734
    Telefon 030-72616560, www.deutsche-energie-agentur.de
    info@deutsche-energie-agentur.de
Förderdatenbank des Bundesministeriums für Wirtschaft und Arbeit (BMWA), www.bmwi.de
Kreditanstalt für Wiederaufbau (KfW)
    Palmengartenstraße 5–9, 60325 Frankfurt
    Info-Telefon zu zinsgünstigen Krediten: 01801-335577
    (Ortstarif), www.kfw.de, info@kfw.de

Förderanträge für Solaranlagen werden an das Bundesamt für Wirtschaft und Ausfuhrkontrolle gestellt, Frankfurter Straße 29, 65760 Eschborn
Telefon 06196-908625, www.bafa.de
Zinsgünstige Kredite gibt es bei der Kreditanstalt für Wiederaufbau; Adresse siehe oben.

Physikalische Einheiten
Die Zeiteinheit »Stunde« wird mit h abgekürzt.

Die Leistung von technischen Geräten oder Anlagen wird in Watt (W) angegeben (z.B. eine Glühlampe mit 60 W oder ein Kraftwerk mit 300 MW). Wird die Leistung abgerufen, wird Energie gebraucht (Leistung mal Zeit). Wenn die Glühlampe mit 60 W 20 Stunden brennt, wird eine Energiemenge von 60 W mal 20 h = 1200 Wh gebraucht. Um das Schreiben großer bzw. langer Zahlen zu vereinfachen, werden Buchstaben vorangestellt, die ein Vielfaches der nachstehenden Größe bedeuten, zum Beispiel 1 kW = ein Kilo-Watt oder 1000 Watt.

Entsprechend gibt es:
M = Mega = Million = 1 000 000
G = Giga = Milliarde = 1 000 000 000

Die Energiemenge wird statt in Watt-Sekunden (Ws) auch in Joule (J) angegeben. Die Werte kann man wie folgt umrechnen: 1 Ws = 1 J; 1 kWh = 3 600 000 J = 3,6 MJ

Schlagwortregister

Adressen 246
Amazonasregenwald 85f.
Arktis 72ff.
Atomenergie 217f.
Auto(fahren) 119 137ff.
Auto-Klimaanlagen 152f.

Bahnfahren 168ff.
Beleuchtung 180f.
Bio-Lebensmittel 205ff.
Biomasse 238ff.

Carsharing 159ff. 246
CCS 223
CDM 105
Computer 185f.
CDM 80
CO_2 pro Kopf 108 110
CO_2-Rechner 248

Destabilisierung 87ff.
Distickstoffoxid 41
Drei-Liter-Lupo 143

EcoTopTen 114f.
Eisschmelze 71ff.
Emissionshandel 103f.
Energiesparlampen 119 180f.
Energiepass 132

Energiewende 215ff.
Erderwärmung 34 43f.
Erneuerbare Energie 215ff. 226ff.

Fahrrad(fahren) 164ff.
FCKW 41
Fernsehgeräte 188ff.
Fleisch 205
Flugverkehr 172f.
Flutkatastrophen 63ff.

Geld sparen 117ff.
Gemüse 205
Georg Thoma 75
Gesundheit 92
Gletscherschmelze 77f.
Golfstrom 84
Grönlandeis 84f.

Haus 123ff.
Heizung 121 124f. 130f.
Herde 198ff.
Hurrikan 66ff.

IPCC 31

Kilimandscharo 74
Kipp-Punkte 83ff.

Klimaagenda 129 147 225
Klima-Diät 117 ff.
Klima-Prognosen 53 ff. 90 ff.
Klima-Rahmen-Konvention 102 244 f.
Knut 81 f.
Kohlekraftwerke 220 ff.
Kohlendioxid, s. a. CO_2 39 45
Kosten des Klimawandels 99 ff.
Kraft-Wärme-Kopplung 224
Kühl- und Gefriergeräte 194 ff.
Kyoto-Protokoll 103 244 f.

Lebensmittel 203 ff.

Meeresspiegelanstieg 59 ff.
Meeresversauerung 68 f.
Methan 40 f.
Milchprodukte 206
Monsun 86

Nahrungsmittelknappheit 71
New Orleans 66 f.
Niedrigverbrauchsautos 120 ff.

Ökosteuer 139
Ökostrom 118 176 ff.

Papier 210 ff.
Passivhaus 126

Persönliche CO_2-Bilanz 248
Plus-Energie-Haus 126

Region. Klimaprognosen 90 ff.
Robert Swan Foundation 46
Rungholt 64 f.

Schulen 135 f.
Schwefelhexafluorid 41
Second World 182 f.
Solarenergie 227 f. 234 ff.
Sonnenkollektoren 235 f.
Spritsparen 156 ff.
Spülmaschinen 201
Standby 119 183 f.
Stromverbrauch 175 ff.

Tempolimit 155 f.
Treibhauseffekt 30 f. 37 ff.
Treibhausgase 39 102

Verbrauchsausweis 132

Wärmedämmung 128 ff.
Wäschetrockner 193
Waschmaschinen 120 191 f.
Wasserkraft 230 f.
Wassermangel 77 ff.
Wasserkocher 200
Wetter 49 f.
Windenergie 232 f.
Wohnung 123 ff.

»Man muss sich die Kunden des Aufbau-Verlages als glückliche Menschen vorstellen.«

SÜDDEUTSCHE ZEITUNG

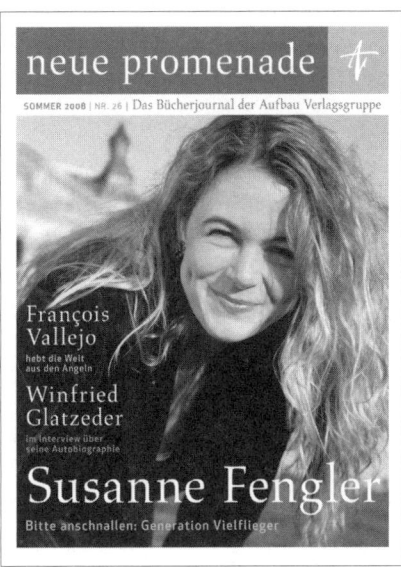

Das Kundenmagazin der Aufbau Verlagsgruppe erhalten Sie kostenlos in Ihrer Buchhandlung und als Download unter www.aufbau-verlagsgruppe.de. Abonnieren Sie auch online unseren kostenlosen Newsletter.

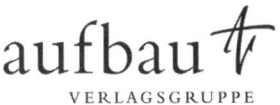

Warum die Wolken nicht vom Himmel fallen: K. C. Cole erklärt die Welt

Das Universum in der Teetasse
Von der alltäglichen Magie der Mathematik
Von der Teetasse bis zur Flugreise, von der Kriminalstatistik bis zu den Lottozahlen: In nahezu allen Alltagssituationen sind wir von Mathematik umgeben. Die renommierte Wissenschaftsjournalistin K. C. Cole erklärt in ihrem Buch mit Witz und Leidenschaft die »Königin der Wissenschaft«.
»Mathematik stellenweise spannender als ein Krimi, das dürfte für einige Leser eine völlig neue Erfahrung sein.« SAARLÄNDISCHER RUNDFUNK
»K. C. Cole ist klug und hat einen weiten Horizont; sie behandelt ihren Gegenstand mit Humor, gesundem Menschenverstand und zuweilen mit wohltuender Respektlosigkeit.« DAVA SOBEL, AUTORIN DES WELTBESTSELLERS »LÄNGENGRAD«
Aus dem Englischen von Ulrike Seeberger. 255 Seiten. AtV 8080

Warum die Wolken nicht vom Himmel fallen
Von der Allgegenwart der Physik
Ohne daß wir es bewußt wahrnehmen, bestimmen physikalische Gesetze unser tägliches Leben: Energieerhaltung, Ursache und Wirkung, Ordnung und Unordnung, Schwerkraft und Fliehkraft. Dies alles erklärt uns K. C. Cole auf verständliche und unterhaltsame Weise – und auch, warum die Wolken nicht vom Himmel fallen.
»K. C. Cole versteht es wie nur wenige, wissenschaftliche Themen so interessant und verständlich zu vermitteln, daß plötzlich jeder durchblickt.« ESSLINGER ZEITUNG
Aus dem Englischen von Ulrike Seeberger. 256 Seiten. AtV 8088

Eine kurze Geschichte des Universums
Alles hat seinen Ursprung im Nichts: Der Urknall entstand aus dem Nichts, und mit ihm formte sich unser Universum. Schwarze Löcher saugen Materie in sich hinein und sind dennoch nichts weiter als Ansammlungen von Nichts, von Antimaterie. Anschaulich und sehr unterhaltsam erklärt K. C. Cole die Dinge, die die Welt im Innersten zusammenhalten.
»Das Buch ist so klar und so zugänglich wie Stephen Hawkings ›Kurze Geschichte der Zeit‹ und hat es verdient, weit verbreitet und viel gelesen zu werden.« PUBLISHERS WEEKLY
Aus dem Englischen von Ulrike Seeberger. 308 Seiten. AtV 2012

Mehr unter
www.aufbau-verlagsgruppe.de
oder bei Ihrem Buchhändler

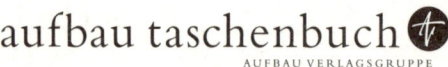

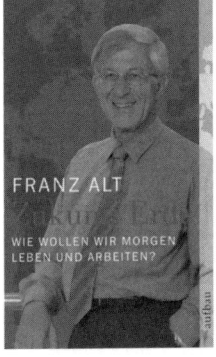

Franz Alt
Zukunft Erde
Wie wollen wir morgen leben und arbeiten?
253 Seiten
ISBN 978-3-7466-7056-4

Von der Natur lernen

Franz Alt vermittelt Lust auf Zukunft mit vielen konkreten Projekten und positiven Beispielen, die wir selbst mit befördern können. Voraussetzung für ein neues, nachhaltiges Wirtschaftswunder ist freilich, dass wir von der Intelligenz der Schöpfung lernen. Die Natur zeigt uns, wie Energie- und Rohstoffprobleme nachhaltig gelöst sowie Lärm und Müll, Arbeitslosigkeit, Hunger und Kriege überwunden werden können.

»Wenn wir die ökologische Krise von innen verstehen, werden Umwelttechnik und Umweltethik zwei Seiten derselben Medaille.« Franz Alt

Mehr Informationen erhalten Sie unter
www.aufbau-verlagsgruppe.de oder in Ihrer Buchhandlung

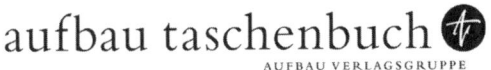